科学管理孕期体重

主　编　　吴方银　熊　庆

副主编　　肖　兵　高　岩　张　琚　陈　蓉

编　者（排名不分先后）

吴方银　米诺娃妇女儿童医院
熊　庆　米诺娃妇女儿童医院
肖　兵　米诺娃妇女儿童医院
高　岩　四川省妇幼保健院
张　琚　四川省妇幼保健院
陈　蓉　四川省妇幼保健院
胡丹丹　四川省妇幼保健院
邱　艳　米诺娃妇女儿童医院
赵　洁　米诺娃妇女儿童医院
王艳丽　米诺娃妇女儿童医院
李　雪　米诺娃妇女儿童医院
谢艳华　四川省妇幼保健院
周　羽　四川省妇幼保健院

摄　影　　万　波

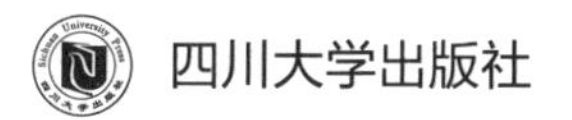
四川大学出版社

项目策划：许　奕
责任编辑：许　奕
责任校对：张伊伊
封面设计：胜翔设计
责任印制：王　炜

图书在版编目（CIP）数据

科学管理孕期体重 / 吴方银，熊庆主编．— 成都：四川大学出版社，2019.10
ISBN 978-7-5690-3150-8

Ⅰ．①科… Ⅱ．①吴…②熊… Ⅲ．①妊娠期－体重－管理 Ⅳ．①R715.3

中国版本图书馆 CIP 数据核字（2019）第 242030 号

书名　科学管理孕期体重

主　　编	吴方银　熊　庆
出　　版	四川大学出版社
地　　址	成都市一环路南一段 24 号（610065）
发　　行	四川大学出版社
书　　号	ISBN 978-7-5690-3150-8
印前制作	四川胜翔数码印务设计有限公司
印　　刷	成都市金雅迪彩色印刷有限公司
成品尺寸	170mm×240mm
印　　张	8.25
字　　数	170 千字
版　　次	2019 年 11 月第 1 版
印　　次	2019 年 11 月第 1 次印刷
定　　价	35.00 元

版权所有 ◆ 侵权必究

◆ 读者邮购本书，请与本社发行科联系。
电话：(028)85408408/(028)85401670/(028)86408023　邮政编码：610065
◆ 本社图书如有印装质量问题，请寄回出版社调换。
◆ 网址：http://press.scu.edu.cn

四川大学出版社
微信公众号

活规律，避免晚睡晚起；三是开朗乐观，保持心境平和，消除紧张情绪。

成功的孕期体重管理需要医务人员掌握相关的专业知识并得到孕妇良好的配合，通过广泛开展健康教育向广大孕妇普及孕期体重管理知识。从事围生保健工作的医疗保健机构要建立本院的孕期体重管理工作流程，实现产科、营养科等多部门合作。

前　言

随着经济的发展和人们生活水平的提高，绝大部分孕妇在物质上得到充分的保障。但部分孕妇走入孕期营养的误区，盲目地补充营养，导致孕期体重增长过多。近年来，这种片面强调营养，导致营养过剩、孕期体重增长过多的情况未得到有效控制，孕期并发症及不良妊娠结局仍呈现较高的比例。合理的孕期体重增长是母婴健康的重要保证。已有大量研究表明：孕期母体体重增长不足，可增加胎儿体重增加不足、早产及子代远期高血压、血脂异常、心血管疾病、胰岛素抵抗等风险；孕期母体体重增长过多，可增加巨大胎儿及子代远期肥胖、代谢综合征、心血管疾病等风险，还有可能增加妊娠期高血压疾病、妊娠期糖尿病等的发生率以及剖宫产率，导致产后出血、产后体重滞留等不良妊娠结局。

随着孕期体重与母婴结局关系的研究不断深入，孕期体重管理越来越受到广大医务人员的关注。孕期体重管理的目标是将体重控制在一个合理区间内，避免体重过重或过轻对母亲和胎儿产生不利影响。孕期体重管理主要包括三个方面的内容：孕期营养管理、孕期运动管理和孕期生活方式管理。

孕期营养管理的目的是满足孕妇和胎儿的生理需要，保证孕期营养平衡。基本原则：一是根据孕妇基本情况、孕周、胎儿生长发育及临床症状等确定能量和各种营养素的需求量；二是根据孕妇饮食喜好和习惯来确定每日食物及膳食结构；三是定期进行营养评估，调整营养建议。

孕期运动管理是指通过适量运动产生的能量消耗，来调节孕期体重增长。基本原则：一是评估运动指证，排除不能运动的医学原因；二是指导孕期运动，要充分考虑孕前运动习惯，指导运动类型、频率、强度和时间等；三是根据情况调整运动频率、强度和时间。

孕期生活方式管理是指建立良好的生活方式，纠正不良生活习惯。基本原则：一是定期进行产前检查，尽早发现产科问题并积极干预；二是生

目　录

第一章　孕期体重管理与母儿健康

第一节　孕期体重管理的重要性

妇女在孕期体重会不同程度地增加，简称为孕期增重（Gestational Weight Gain，GWG）。孕期增重是复杂而特殊的生物学现象，它对维持胎儿的生长发育具有重要作用，同时也是反映孕妇孕期健康和营养状况的一项综合指标。适宜的孕期增重是胎儿宫内发育良好和孕妇孕期适应性变化良好的重要标志之一。孕期增重过多或不足，均提示胎儿可能存在发育异常和（或）孕妇可能伴发某些疾病。孕期不仅是胎儿在子宫内生长发育的关键时期，也是预防产后肥胖和孕妇远期疾病的窗口期。

孕妇的体重是反映孕妇营养、运动和生活方式的重要指标。适宜的体重增加是孕育健康宝宝的基本保障。在孕期应关注和监测体重的变化，并根据体重增长速率适当调节食物摄入量和运动量。孕期过多的体重增长，将增加难产的危险；孕期过少的体重增长，除影响母体健康外，还可导致胎儿营养不良并影响其成年后的健康状况。随着生活条件的改善，孕妇的日常工作量和活动量明显减少，容易导致能量摄入与消耗失衡，再加上部分孕妇及家庭存在认识上的误区，认为胎儿越重越好，使肥胖孕妇及巨大儿的发生率明显增加。孕期体重增长过多是胎儿出生体重过大的决定因素。新生儿体重大于 4 kg 被称为巨大儿。巨大儿容易发生出生后低血糖等多种并发症，即使出生后没有立即表现出来，其成年后继发肥胖、高血脂、高血压、心脑血管疾病、糖尿病等的风险也明显增加。

国内外大量研究表明，适宜的孕期增重不仅能促进母婴近期健康，还对生命远期健康和慢性病产生深远影响，将孕期增重控制在适宜范围内是改善母婴健康的有效干预措施之一，重视孕期母体体重变化对母婴双方来说都是重要的健康措施。因此，关注和认识孕期增重，研究孕期增重水平及其变化规律，从而制定孕期增重推荐指南，对于指导孕妇体重合理增长，促进母婴健康具有重要意义。

孕妇的体重随着孕周的增加而递增，评价孕期体重对母体健康的影响，要充分考虑体重和身高两个因素。孕妇体重与其身高有非常密切的关系，体重相同而身高不同的孕妇，其影响是不一样的。国际上通常采用体质指数（又称体重指数）（Body Mass Index，BMI）来消除身高差异对体重的影响。BMI 是目前国际上常用的衡量人体胖瘦程度以及是否健康的标准之一。

BMI 的计算公式：

$$BMI = 体重（kg）\div [身高（m）]^2。$$

例如：一个体重为 60 kg 的人，身高 160 cm（1.6 m），他的 BMI = 体重（kg）÷ [身高（m）]^2 = 60 ÷ 1.6^2 = 23.44。

欧美国家已在近几十年形成了一系列孕期营养和体重管理的指南或标准。美国医学研究院（Institute of Medicine，IOM）于 1990 年发布了《孕期体重管理指南》，并于 2009 年修订后面向全球发布，美国饮食协会（American Dietetic Association，ADA）2007 年发布《循证营养实践指南之体重管理》；加拿大妇产科协会于 2003 年发布《孕期和产后运动指南》；英国国家医疗服务体系（National Health Service，NHS）于 2010 年发布《孕期体重管理的饮食及运动干预的系统回顾》。我国不少学者从 20 世纪 90 年代开始研究孕期体重管理，目前已有大量文献报道。中国营养学会也于 2000 年发布了《中国居民膳食营养素参考摄入量》（DRIs），并于 2013 年进行修订，2016 年又发布了《中国居民膳食指南（2016）》，对孕期、哺乳期妇女和 0～6 岁儿童各种营养素的摄入量进行了推荐。

多年来，孕期体重管理一直是孕期保健的重要内容。孕期体重增加过多或过少均会对母体和胎儿产生不利的影响。通过孕前适当控制体重，根据孕前 BMI 指导孕妇合理营养并适当增加体重，可以争取最好的妊娠结局。

第二节　孕期体重与母体健康

已有大量研究表明：孕前 BMI 过低或过高，孕期体重增加过多或过少，对妊娠结局均会产生不利的影响，如增加妊娠期高血压疾病、妊娠期糖尿病、分娩过程中的并发症、产后体重超标或肥胖、再孕体重更加超标的风险，也会增加产后母乳喂养失败的风险。

一、孕期增重的影响因素

（1）社会因素：传媒、文化、健康服务、卫生政策等。

（2）环境因素：海拔、环境毒素、自然灾害和人为灾害等。

（3）社区因素：获得健康食品的途径、体育活动机会等。

（4）家庭因素：婚姻状况、伴侣和家庭支持、家庭成员的文化程度等。

（5）母体因素：遗传特征、发育过程和表观遗传学等。

（6）社会人口统计特征：年龄、种族、社会经济地位、食物安全等。

（7）人口测量数据：孕前 BMI、激素水平、基础代谢率等。

（8）疾病因素：合并症、妊娠剧吐、神经性厌食、神经性暴食、肥胖症手术等。

（9）心理因素：抑郁、应激、社会支持、对体重增长的态度等。

（10）行为因素：饮食摄入、体育运动、滥用药物、意外怀孕等。

（11）医源性因素：孕前、孕期的保健服务，医疗卫生机构开展的健康教育，医师对孕期体重管理的重视程度和医患沟通技巧等。

总之，孕期增重受多种因素的影响。在所有影响因素中，医源性因素是影响孕期增重的关键性因素。

二、孕期增重的构成

孕妇的体重随孕周的增加而递增，但孕妇在不同孕周的体重增加是不一样的。在孕早期，孕妇的 BMI 增加曲线较为平坦，在孕中期，BMI 的增加几乎与孕周的增加呈直线关系，而足月后 BMI 的增加曲线又趋于平坦。这是由于在孕早期和足月后，妊娠产物及母体组织改变较小，而在孕中期至足月前，胎儿、胎盘、羊水等妊娠产物和母体的血液、子宫、乳腺等的重量成倍增加。

孕期增重包括以下成分的增加：胎儿、胎盘、羊水、子宫、乳腺、血液、血管外体液、母体储存（脂肪）。孕期增重的构成见表 1−1。

表 1−1　孕期增重的构成

体液及组织	累计重量增长（g）			
	孕 10 周	孕 20 周	孕 30 周	孕 40 周
胎儿	5	300	1500	3400
胎盘	20	170	430	650
羊水	30	350	750	800
子宫	140	320	600	970
乳腺	45	180	360	405
血液	100	600	1300	1450
血管外体液	0	30	80	1480
母体储存（脂肪）	310	2050	3480	3345
合计	650	4000	8500	12500

孕期增重的主要成分是胎儿。胎儿在不同的孕周体重增加速度不一样。孕早期主要是各器官形成，孕中期开始增重，孕 28～34 周胎儿增重最快。孕期胎儿体重增长情况见图 1−1。

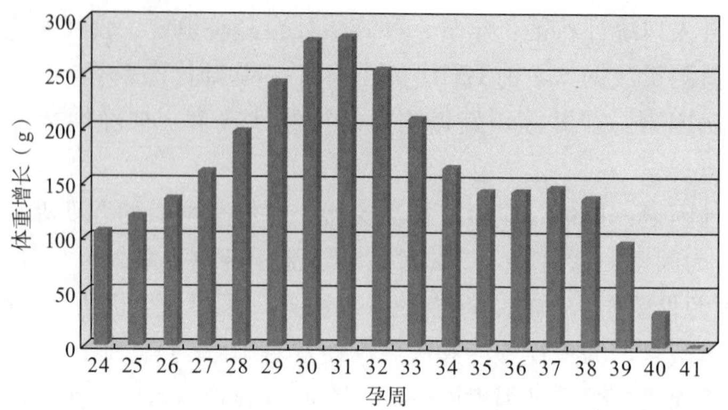

图 1－1 孕期胎儿体重增长情况

根据孕期体重增加的规律性，医务人员在孕期保健过程中对孕妇体重管理的指导要根据不同孕周提出不同的方案，而不是整个孕期统一每周增重多少公斤。

三、孕期增重的适宜值

2000 年，世界卫生组织（WHO）的 BMI 分类标准：孕前 BMI<18.5 属于低体重，孕前 BMI 在 18.5～24.9 属于正常体重，孕前 BMI 在 25～29.9 属于超重（偏胖），孕前 BMI≥30 属于肥胖。BMI 的分类参考标准见表 1－2。

表 1－2 BMI 的分类参考标准

BMI 分类	世界卫生组织（WHO）标准	亚洲标准	中国参考标准
偏瘦	<18.5	<18.5	<18.5
正常	18.5～24.9	18.5～22.9	18.5～23.9
超重（偏胖）	25.0～29.9	23.0～24.9	24.0～26.9
肥胖	30.0～34.9	25.0～29.9	27.0～29.9
重度肥胖	35.0～39.9	≥30.0	≥30.0
极重度肥胖	≥40.0		

与此同时，世界各国对孕期体重管理也进行了多中心研究。美国医学研究院 2009 年推荐的《孕期体重总增重范围》在全球影响较大（见表 1－3、表 1－4），欧美不少国家按照该标准对孕期体重进行管理。

表 1－3 2009 年美国医学研究院新推荐孕期体重总增重范围

孕前体重状态	BMI	孕期总体重增加范围（kg）	孕中、晚期平均增重速率（kg/w）
体重不足	<18.5	12.6～18.0	0.51（0.45～0.60）
正常体重	18.5～24.9	11.2～15.8	0.42（0.36～0.45）
超重	25.0～29.9	6.8～11.2	0.28（0.23～0.32）
肥胖	≥30.0	5.0～9.0	0.22（0.18～0.27）

表 1-4　2009 年美国医学研究院孕期双胎体重增长的推荐值

孕前体重状态	BMI	总体重增长范围（kg）
标准体重	18.5～24.9	17～25
超重	25.0～29.9	14～23
肥胖	≥30.0	11～19

近年来，多数国家和地区都采用美国医学研究院 2009 年发布的《孕期体重管理指南》进行孕期体重管理。该指南规定孕前体重不足（即 BMI<18.5）的孕妇，孕期总体重增长 12.6～18.0 kg，平均每周增加 0.51 kg（0.45～0.60 kg）；孕前体重正常（即 BMI 为 18.5～24.9）的孕妇，孕期总体重增长 11.2～15.8 kg，平均每周增加0.42 kg（0.36～0.45 kg）；孕前超重（即 BMI 为 25.0～29.9）的孕妇，孕期总体重增长 6.8～11.2 kg，平均每周增加 0.28 kg（0.23～0.32 kg）；孕前肥胖（即 BMI≥30.0）的孕妇，孕期总体重增长 5.0～9.0 kg，平均每周增加 0.22 kg（0.18～0.27 kg）。

我国多数地区也采用上述标准。由于中国人与欧美人存在较大差异，我国孕妇的平均身高、骨骼、体型等与欧美妇女存在较大差异，该标准不一定完全适合我国孕妇。

有关中国孕妇 BMI 及孕期体重增加的研究较少，且北方与南方也存在差异。目前全国还没有统一的孕期体重增长标准，仅有一些研究机构的建议。我国采用的正常 BMI 为 18.5～23.9。

一般推荐：孕前体重低于标准体重 10%者，孕期体重增加目标值为 14～15 kg，孕中期开始周体重增加为 500 g；孕前体重正常者，孕期体重增加的适宜值为 12 kg，孕中期开始周体重增加为 400 g；孕前体重超过标准体重 20%者，孕期体重增加以 7～8 kg 为宜，孕中期开始周体重增加不宜超过 300 g。

孕前标准体重可通过下述公式进行粗略估计，孕前标准体重（kg）数值±10%属正常范围。

孕前标准体重（kg）＝身高（cm）－105

在认识到 BMI 对妊娠结局的影响后，按孕前 BMI 来进行个体化的体重管理越来越被接受，并广泛应用于围生期保健日常工作中。孕期体重控制主要通过营养、运动和生活方式改变等来达到预期目标。孕期体重管理包括孕期营养管理、孕期运动管理和孕期生活方式管理三大部分。孕期体重管理的具体方法：根据孕前 BMI 分组，在医师的指导下，使高 BMI 孕妇孕期体重增加少一些，低 BMI 孕妇孕期体重增加多一些，孕前不同 BMI 的孕妇孕期体重增长适宜。

孕期体重管理总的原则：孕前 BMI 越高，孕期增重越少；孕前 BMI 越低，孕期增重越多。

四、孕期增重异常对母体健康的影响

（一）妊娠期糖尿病与糖耐量异常

妊娠期糖尿病在肥胖孕妇中的发生率更高。无论是孕前还是孕期，与非肥胖者相比，肥胖孕妇孕期体内外周组织胰岛素敏感性的下降和β细胞功能障碍的共同作用，可导致糖耐量异常或妊娠期糖尿病的发生。肥胖妇女对胰岛素的抵抗性更高。到孕晚期，胰岛素敏感性已经明显降低50%～60%，因此肥胖妇女有更高的发生糖尿病的风险。专家公认，肥胖妇女怀孕后比非肥胖妇女更加容易引起显著的胰岛素抵抗及发展为妊娠期糖尿病。

（二）妊娠期高血压疾病

肥胖孕妇更容易发生妊娠期高血压疾病和子痫，其发生率是非肥胖孕妇的2～3倍，包括由怀孕引发的高血压、子痫前期和子痫。研究发现，孕期体重超重和肥胖的妇女发生高血压的风险分别比体重正常者高1倍和2倍，并随着BMI的增加，疾病的严重程度也会增加。

（三）对分娩方式的影响

就分娩方式而言，孕期体重超过推荐范围可增加剖宫产的风险。极度肥胖孕妇的急诊剖宫产率最高。

（四）产时产后并发症

肥胖孕妇更容易发生产后出血，手术切口愈合更慢，发生感染的机会更多。

（五）对母体长期健康的影响

孕期体重超过推荐范围者更容易发生产后体重滞留和肥胖。研究发现，孕期增重15 kg以上的妇女在绝经后发生乳腺癌的风险增高。

北京市妇女产后体重调查显示：孕期增重不足、适量和过多的比例分别为9.5%、40.2%和50.3%；产后6个月、12个月和18个月体重滞留量分别为4.0 kg、4.0 kg和2.9 kg；孕前BMI和孕期增重与妇女产后体重滞留密切相关，孕前BMI越低，孕期增重越多，产后体重滞留越多。

（六）生命过程与经济效益的相关性

疾病负担是指疾病、伤残或过早死亡对整个社会经济和健康的压力，包括流行病学负担和经济负担。

胡善联等回顾1994—2007年发表的关于糖尿病经济学内容的文献，分析发现糖尿病直接医疗费用以年均19.9%的速度增长，超过同期国内生产总值

（GDP）以及全国卫生总费用的增长速度。并发症成为糖尿病经济负担的主要因素。

第三节　孕期体重与儿童健康

近年来，孕期体重管理与儿童健康，特别是孕期营养与儿童健康的研究成果众多，国际社会已对生命起源时期的营养与疾病达成了诸多共识，提出了“生命最初1000天”的理论。不少成果已运用到孕期保健和儿童保健的临床工作中并取得了较好的效果。

一、孕期体重对胎儿近期的影响

研究表明：孕前BMI及其增长与多种新生儿结局（如低出生体重、早产、出生缺陷和死产等）相关。在低BMI组和正常BMI组，孕期体重增长与巨大儿的发生率呈正相关，但在过重组及肥胖组此关系不明显。无论孕前BMI如何，体重增加率极高（>0.79 kg/w）的孕妇小孕周早产的风险大约增加2倍。肥胖孕妇孕33周前早产的风险更高。与孕前正常体重组相比，肥胖组孕妇的新生儿更容易发生神经管缺陷、心血管畸形、唇腭裂、肛门闭锁等。

没有内科和产科并发症的孕妇中，超重孕妇与正常体重孕妇相比，死胎发生率增加2倍，而肥胖孕妇与正常体重孕妇相比，死胎发生率增加2.4倍。肥胖（BMI>35）孕妇自发早产的风险更高。

二、孕期体重对胎儿远期的影响

早在20世纪90年代，有研究者提出胎儿宫内营养缺乏及低出生体重对其成年后心血管疾病、糖代谢异常、肥胖和血脂异常等一系列疾病的发生产生重要影响，并在此基础上提出了“成人疾病的胎儿起源”假说。近年来，该领域的研究发展迅速，大量临床流行病学研究及动物实验证明，胎儿在宫内发育过程中受到遗传因素和宫内环境因素影响，这些因素均能影响胎儿发育编程，不仅会影响胎儿期的生长发育，而且可能导致胎儿持续的结构和功能改变，甚至导致其成年后一系列疾病的发生；同时，出生后生命早期的生长方式也对成年期疾病的发生产生重要影响。因此，在孕期保健中强调孕妇增加体重应恰当，这一观点受到医疗保健工作者和广大孕妇的认同。

（一）DOHaD理论

DOHaD是英文“Developmental Origins of Health and Disease”的缩写，意指“健康与疾病的发展起源”“健康与疾病的发育起因”“健康与疾病的发育起源”。DOHaD 是一个近些年提出的关于人类疾病起源的新概念。

20 世纪 80 年代，英国 David Barker 教授发现英格兰和威尔士 1968—1978 年冠心病死亡率的地区分布与 1921—1925 年新生儿死亡率的地区分布惊人的一致，这个发现与当时人们认为冠心病与高脂饮食或富裕水平相关的观点相悖。在此基础上，David Barker 教授进行了一系列的研究，结果表明孕期营养缺乏与后代心血管疾病、糖代谢异常、肥胖和血脂异常等一系列疾病的发生均存在着密切联系。

20 世纪 90 年代，David Barker 教授提出了“成人疾病的胎儿起源”（Fetal Origin of Adult Disease，FOAD）假说。他认为，胚胎时期和 1 岁以前的营养状况对这个孩子以后的一生有着深远的影响。他的研究主要以 1930 年以前出生在伦敦附近的大约 15000 名孩子为对象。从医疗记录资料统计了这些孩子出生时的体重和 1 岁以前的体重以及发育状况，然后追踪调查这些人成年以后的健康状况。

这项流行病学调查结果表明，出生时体重过低和 1 岁之前营养不良的孩子（不包括早产的婴儿），在成年以后患冠心病、糖尿病、肥胖的危险性比同时期体重和营养正常的孩子高 7 倍以上。在随后的研究中，David Barker 教授发现，低出生体重儿 2 岁内体重增加缓慢，而其后 11 年迅速生长的成长方式与冠心病的发病关系密切，后天的代偿性生长过快是高血压、缺血性心脏病和胰岛素抵抗等的危险因素。宫内不良环境引起的胎儿生长受限（FGR）和出生后的生长方式均对成人期发病产生重要影响。

国际上于 2003 年正式提出了健康与疾病的发育起源学说（DOHaD）。

1. 胎儿营养

Stocker 等分别给予孕鼠和哺乳期鼠含 80 g/kg 蛋白质和 200 g/kg 蛋白质的饮食，诱导胎鼠生长受限及出生后的幼鼠肥胖，结果导致幼鼠对糖尿病、高血压和胰岛素抵抗的易感性增加。

Simmons 等用节俭显型（Thrifty Phenotype）学说阐述了这一机制。他们认为，胎儿通过最大限度地利用营养供应来适应宫内不良环境以保证生存，但是某些器官的顺利发育会导致其他组织永久性的发育和功能方面的改变。其机制是重塑丘脑-垂体-肾上腺轴、胰岛的发育和胰岛素的输出途径。

针对孕妇的营养状况是否影响胎儿的体重，Osrin 等在尼泊尔 Dhanusha 地区进行了随机双盲对照实验，共纳入单胎妊娠孕妇 1200 例。干预组 600 例在孕 12 周至分娩期间常规补充铁剂、叶酸和推荐的 15 种维生素和矿物质，对照组 600 例仅补充铁剂和叶酸，观察妊娠持续时间和新生儿出生体重。结果显示，对照组平均出生体重为 2733 g，干预组的平均出生体重为 2810 g，两组有显著差异。

2. 类固醇激素

近期的观察显示，与正常孕妇相比，患多囊卵巢综合征的孕妇体内雄激素水平较高，这种较高的雄激素水平同时影响着男、女性胎儿。

研究者用动物实验模型验证：产前暴露于高雄激素水平的雌性胎儿在幼儿期表现为低体重、高胰岛素血症和胰岛素抵抗。Hadoke 等认为，妊娠期过多地暴露于糖皮质激素，可以减少子代的出生体重和引起成人永久性高血压。

3. 出生后的快速生长

目前多数学者认为，低出生体重的个体成人后发生 2 型糖尿病、胰岛素抵抗和心血管疾病的风险增加，这种风险被出生后的代偿性生长所增强。

Ozanne 等的研究显示，由控制孕鼠的蛋白质摄入所致的胎鼠生长受限和随之而来的出生后快速生长，会缩短实验鼠的平均寿命。这提示母亲在关键时期的营养不仅影响着子代未来生命的期限，而且影响着生命质量。

4. 遗传易感性

Dolinoy 等用添加了异黄酮强化剂的饲料喂养孕鼠。结果表明，内胚层、中胚层和外表层组织的脱氧核糖核酸（DNA）甲基化，这种过度甲基化作用可持续到动物成年，能减少外部表型的表达并使后代免于肥胖。Dolinoy 等认为膳食异黄酮含量影响着基因表达，并通过永久地改变胚胎发育影响子代成年后对肥胖的易感性。基因是否发挥作用和基因的最终结果是什么，都与环境的动力学特性密切相关。

5. 环境

2003 年，协和医院寻找到两千多位在 1921—1954 年出生的老年人，并为他们进行了全面的体检。通过对这部分人群的研究发现，低出生体重与成年后糖尿病、糖耐量减低等，以及成年后肺功能、高血压疾病、颈动脉内膜中层厚度（反映动脉粥样硬化的超声指标）等都存在关系。在对这些人群的出生资料的详细研究中，学者还发现，不仅宫内情况与成年后的健康水平相关，甚至出生时的头围和成年后的生命质量也存在一定的相关性。

由母-胎免疫调节功能紊乱而导致的胎盘功能不全与胎儿生长受限（FGR）的发生密切相关。

目前关于 FGR 的研究中所涉及的主要血管生成因子有以下几种：缺氧诱导因子、血管内皮生长因子、胎盘生长因子以及血管生成素。促血管生成素-2 参与了 FGR 的发生。母血中促血管生成素-2 的水平可以反映胎儿胎盘血液供应情况。有研究发现，FGR 子代的学习记忆能力均受到不同程度的损害。

2013 年，安徽医科大学的赵艳报道：调整性别、受教育程度、吸烟状况、家族史、地区、体力活动、营养补充剂和膳食模式等混杂因素后，与未暴露于饥荒年的出生队列相比，生命早期暴露于大饥荒者成年后患高血压、高血糖、糖尿病、高甘油三酯血症的危险增加。

第八届国际健康与疾病发育起源大会于 2013 年 11 月 17 日至 20 日在新加坡召开。该会议由国际都哈联盟主办，自 2001 年起每 1～2 年举办 1 次。目前的研究方向集中在肥胖引发的非传染性疾病（Non-communicable Disease，NCD）。

此次大会主要有37个分会场，在疾病机制研究、预防干预、政策制定以及多学科合作等方面进行了充分交流。分会场主题主要包括早产、表观遗传学、环境暴露与疾病、妊娠期糖尿病、隔代的遗传影响因素、母儿的营养监测和肥胖、胎儿编程与饮食和运动、胎盘因素对母儿远期健康的影响、生命过程与经济效益的相关性、环境污染对子代的影响以及都哈的发展理念和政策等。近几年来，最令人瞩目的研究是健康与疾病发育起源和表观遗传学的关系。

表观遗传学是指不涉及DNA核苷酸序列改变，而通过DNA甲基化和核心组蛋白的乙酰化、甲基化、磷酸化等共价修饰来调控基因活性，进而通过影响基因的表达，改变蛋白质的合成和功能。

表观遗传学的机制可以解释在基因序列没有发生改变的情况下，宫内环境如何影响胎儿的发育，并将这种影响持续到成人期甚至是下一代。

现有大量动物实验证实，生命早期的环境因素通过表观遗传修饰方式在胎儿编程中发挥作用。

目前已证实，影响宫内环境的因素包括孕期不良饮食习惯、肥胖和异常体重增长、吸烟、暴露于损害内分泌的化学物质等。一项队列研究发现，孕妇肥胖、孕期营养不良、维生素D摄入量低、孕期体重过度增长和哺乳期短等因素与后代肥胖密切相关。生命早期干预可降低NCD的发生率。

（二）胎儿起源的成人疾病

1. 冠心病

英国的Hertfordshire报道了他的队列研究结果。他们跟踪了15726位出生于1911—1930年的男、女性，发现在有着高出生体重的人群中，因冠心病而死亡的概率下降了两倍。

另一些调查表明，在南印度517位出生于1934—1954年的男女中，当出生体重从2.5 kg或以下增加到3.1 kg或以上时，冠心病的发生率由11%下降到3%。

婴儿和儿童时期的追赶生长（Catch-up Growth）与成人冠心病之间的联系也被证实。同一个小组研究了4630位出生于1934—1944年的男性，证实了低出生体重和低体质指数与冠心病患病率增加的关系。他们也指出了快速的追赶生长和体重上升会增加冠心病的发病率。

2. 高血压

Law和Shiell对已发表的文献进行了系统的综述。这些文献包括34项研究中的0～70岁的66000多个个体。他们证实了出生体重与儿童及成年人血压呈反比。小胎龄儿（SGA）在儿童和成年时期有着更高的血压。

他们又发表了1996—2000年的所有文章的综述。这些文章包括444000位0～84岁的男、女性，补充了出生后的追赶生长与血压的升高呈正相关关系。严重高血压发生于低出生体重但后来又快速生长的个体。

3. 2 型糖尿病

许多研究证实了低出生体重与 2 型糖尿病的关系。最早的一篇报道是英国的 Hertfordshire 的研究。他们研究了 370 位出生于 1911—1930 年的 59～70 岁的男性，出生体重为 5.51 磅者患 2 型糖尿病的风险比 9.51 磅者高 3 倍。

当个体出生体重小于 2.5 kg 时，发生 2 型糖尿病的 $OR=3.8$。当出生体重大于 4.5 kg 时，2 型糖尿病的发病率升高。

出生体重与大多数慢性代谢病的发生呈“U”型关系，即低出生体重或高出生体重的新生儿发生慢性代谢病的风险都显著增加，虽然两者发生慢性代谢病的病理基础可能会存在某些不同。

Dabelea 的研究发现，妊娠合并糖尿病患者子代中 5～34 岁所有年龄组 2 型糖尿病的患病率较非糖尿病母亲的子代增加 5 倍，而 5～9 岁和 10～14 岁年龄组 2 型糖尿病几乎发生在全部妊娠合并糖尿病患者的子代中。

4. 胰岛素抵抗

胰岛素抵抗是 2 型糖尿病的一个重要表现。Barker 与 Hertfordshirer 早期的研究报道了 407 位年龄在 59～70 岁的男、女性，他们有着低出生体重以及高胰岛素抵抗发病率。

一项法国研究指出，出生体重比平均值轻 10%的年轻人在禁食时和葡萄糖测试后，血浆中胰岛素浓度高于平均值。

5. 胰岛素分泌不足

VanAssch 证实了出生时个体较小的婴儿有着较少的 B 细胞。

在南印度的一项研究中，胎儿生长受限而且有着 2 型糖尿病的一些患者，他们有抗胰岛素性及胰岛素缺乏两种迹象。

6. 呼吸系统疾病的风险

胎儿生长受限和低出生体重与肺的发育及功能的改变有着密切的联系，可增加呼吸窘迫的风险，削弱呼吸道功能，同时也减少肺的顺应性以及削弱肺泡的通气效率。

在一项对 8960 位男、女性的研究中，支气管哮喘和呼吸困难在 26 岁时的发病率上升，是由低出生体重及成年期的高 BMI 决定的。在去除了潜在的混淆因素后，最低出生体重组（<2 kg）和正常组（3～3.5 kg）在成年期支气管哮喘的发生率的 OR 为 1.99。

7. 免疫功能低下

正常的营养状况对免疫系统的正常工作是十分重要的。蛋白质营养不良会使人的免疫力降低是已经被公认的。

淋巴组织有着较高的细胞增殖率和蛋白质更新率。蛋白质营养不良会导致胸腺变小和重量减低，脾脏和淋巴结处的淋巴细胞丢失，造成细胞介导的免疫削弱。

8. 癌症

(1) 乳腺癌：Michels 报道低出生体重与乳腺癌风险的降低有重要的关系。出生体重 2.5 kg 以下的女性比出生体重 4.0 kg 以上的女性患乳腺癌的风险低 50%以下（*OR*=0.56）。

挪威的一项病例对照研究报道了 373 位在 1959—1997 年被诊断出乳腺癌的患者。她们的平均诊断年龄为 50 岁，另有 1150 位对照女性在同一时期出生于同一所医院里。他们发现出生体重与乳腺癌患病风险之间的正向关系（*P*=0.02），3.73 kg的高出生体重者与 3.09 kg 的低出生体重者乳腺癌发病率的 *OR* 为 1.4。

(2) 睾丸癌：Akre 报道了在瑞典出生于 1920—1978 年的 232 位患者，以及 904 位相对应的对照个体。不管是低出生体重（<2.5 kg）还是高出生体重（>4.0 kg），都有明显增大的患病风险（*OR*=2.59 和 1.58）。

Moller 和 Skakkebaek 在一项个体对照研究中，指出了出生体重低于 3.0 kg 或高于 4.0 kg 者都具有高的睾丸癌风险。出生体重在 2.5 kg 以下时，发生睾丸癌的 *OR*=2.6。

(3) 肝母细胞瘤：Ikeda 报道了 15 名（9 名男孩和 6 名女孩）儿童在 6 个月到 77 个月被诊断出患有此病。出生体重的范围为 1.38～5.6 kg，妊娠时间为孕 23～33 周（平均 25 周）。他们发现肝母细胞瘤与极低出生体重及极端早产之间有重要的联系。

Feusner 和 Plaschkes 回顾了 105 位患有肝母细胞瘤的小孩。患病概率在低出生体重人群（<1.0 kg）中提高了 15 倍，在早产（<孕 37 周）人群中提高了 2 倍。

9. 精神疾病

宫内及婴儿时期的营养不良会影响中枢神经系统的发育。

在一项研究中，自杀的男、女性被发现在婴儿时期的生长速率很低，调查之后发现这些自杀的人在一周岁时的平均体重比正常者低 395 g（*P*=0.02）。

另有一些研究指出，低出生体重与精神分裂症和男性成年后的抑郁有着明显的关系。

一项流行病学调查报道了妊娠和产科并发症与子代反社会病态人格（Antisocial Personality Disorder，ASPD）的形成有关。第二次世界大战时德国军队封锁了荷兰的食品供应，调查该时期出生于荷兰大城市的男性（*n*=100543），在他们 18 岁入伍体检时，用国际疾病分类法诊断 ASPD，并根据他们的出生时间和出生地来推论产前暴露于营养不良的时间和程度。结果显示，母亲在孕早期和孕中期严重营养缺乏的子代患 ASPD 的风险增加（*OR*=2.5）。

2005 年著名医学杂志 JAMA 发表了贺林教授的研究结果。通过对安徽省芜湖和其周边几个县 1971—2001 年精神分裂症患者就诊资料的回顾分析发现，在自然灾害年间出生的孩子，在成年后发生精神分裂症的风险大大增加。1959 年、1960 年、1961 年出生者成年后发生精神分裂症的风险分别为 0.84%（与正常人群的基础水平相当）、2.15%和 1.81%。在自然灾害中（1960 年、1961 年）出生的孩子，成年后发生精神分裂症的相对风险分别为 2.30 和 1.93。这项研究结果说明受孕前和宫内不良的营养状况对子代的影响包括成年后的精神状况，这也是首次在中国人群中证实宫内环境与成人疾病有关。

10. 骨质疏松

1968—1969 年英国巴斯的 21 岁女性的流行病学研究发现，独立于成年体重及体质指数因素，女婴 1 岁体重与成年腰椎和股骨颈的矿物质含量（BMC）具有显著的统计学联系。

Dennison 等对英国赫特福德郡年龄在 65～75 岁的老年人的队列研究显示，出生体重和人群的 BMC 呈正相关关系，且与男性的骨矿密度（BMD）显著性正相关。

美国、澳大利亚、瑞典、新西兰的流行病学调查也证实了这一发现。Antoniades 等对平均年龄为 47.5 岁的 445 位同卵和 966 位异卵的白种女性双胞胎的研究发现，成人腰椎和股骨颈的 BMC 及 BMD 与出生体重明显呈正相关关系。这表明，即使在基因方面高度一致，出生体重仍能影响成年骨量。

（三）重视“生命最初 1000 天”的营养

“生命最初 1000 天”是指怀孕 280 天+1 岁 365 天+2 岁 365 天。

《中国 0～6 岁儿童营养发展报告（2012）》提出，“生命最初 1000 天”是决定一生营养与健康状况最关键的时期。

2006 年联合国营养执行委员会提出，妊娠到出生后 2 岁是预防成年慢性病的窗口期。

2012 年《哥本哈根共识》确定减少学龄前儿童营养不良是关系全球发展的重大问题，改善学龄前儿童营养是最好的投资。

第四节　孕前和产前规范检查

WHO（2016 年）发布的《孕期保健指南》，将检查次数增加到 8 次，检查孕周分别为<孕 12 周、孕 20 周、孕 26 周、孕 30 周、孕 34 周、孕 36 周、孕 38 周和孕 40 周。根据目前我国孕期保健的现状和产前检查项目的需要，我国的检查孕周分别为孕 6～13 周、孕 14～19 周、孕 20～24 周、孕 25～28 周、孕 29～32 周、孕 33～36 周、孕 37～41 周，7～11 次。有高危因素者，酌情增加次数。

一、孕前规范检查

孕前规范检查是防止出生缺陷发生的重要手段（出生缺陷一级预防）。目前我国财政资金支持的出生缺陷一级预防项目主要有婚前医学检查项目、免费孕前优生健康检查项目、增补叶酸预防神经管缺陷项目等。各地经济水平有差异，根据财政投入的多少相应的项目有所不同。

大多数出生缺陷发生在胚胎发育的第3至8周，通常孕妇到医院进行首次产前检查时已过了孕8周，错过了预防出生缺陷发生的时机。将出生缺陷预防关口移至孕前，预防出生缺陷的发生，就是把预防措施落实在怀孕之前，有效降低出生缺陷的发生风险。

中华医学会妇产科学分会产科学组2018年发布了《孕前和孕期保健指南（2018）》，目前绝大部分二级及以上医疗保健机构遵循该指南的内容。我们遵循《孕前和孕期保健指南（2018）》的要求，结合孕期体重管理的总体原则以及国家卫生健康委员会对妊娠风险筛查的相关要求，考虑到四川省孕前和孕期保健工作实践，对孕前保健及不同孕周产前保健内容提出本地化的科学指导建议。

孕前保健内容见表1－5。

表1－5　孕前保健内容

时间	健康教育	常规保健	必查项目	备查项目
孕前3个月	1. 有准备、有计划地妊娠； 2. 合理营养，控制体重增加，孕前体重控制在正常水平； 3. 补充叶酸0.4～0.8 mg/d至孕3个月； 4. 合理用药，避免使用可能影响胎儿正常发育的药物； 5. 避免接触生活及职业环境中的有毒有害物质，避免密切接触宠物； 6. 不吸烟、不酗酒； 7. 保持心理健康； 8. 合理选择运动方式。	1. 评估既往慢性病史、家族史和遗传病史； 2. 详细了解不良孕产史和前次分娩史，确定是否为瘢痕子宫； 3. 高龄妇女需进行全面体检以排除严重的内外科合并症。	1. 血常规； 2. 尿常规； 3. ABO血型和Rh血型； 4. 肝功能； 5. 肾功能； 6. 空腹血糖； 7. HBsAg（乙肝表面抗原）筛查（或乙肝两对半）； 8. 梅毒血清抗体筛查； 9. HIV筛查； 10. 地中海贫血筛查（广东、广西、海南、湖南、湖北、四川、重庆等地）。	1. 子宫颈细胞学检查（1年内未查者）； 2. TORCH筛查； 3. 阴道分泌物检查； 4. 甲状腺功能检测； 5. 口服葡萄糖耐量试验（OGTT）（针对高危妇女）； 6. 血脂水平检查； 7. 妇科超声检查； 8. 心电图检查； 9. 胸部X线检查。

二、孕早期规范检查

孕早期是指妊娠开始至停经 13^{+6} 周以前。孕早期是整个孕期最关键的一段时期。孕早期是健康教育的关键时期，是预防艾滋病、梅毒等疾病母婴传播的重要干预时期，是预防神经管缺陷等出生缺陷发生的重要干预时期，是筛查染色体异常的重要时期，也是“生命最初 1000 天”理论的最重要的初始时期。孕早期的科学保健对胎儿及其一生起着至关重要的作用。

目前国内对孕早期的界定不统一。第九版《妇产科学》和中华医学会妇产科学分会产科学组 2018 年发布的《孕前和孕期保健指南（2018）》都定义孕 13^{+6} 周以前为孕早期；《孕产期保健工作规范》（卫妇社发〔2011〕56 号）规定孕早期为孕 12^{+6} 周前；妇幼卫生信息年报中孕早期的统计口径是孕 12^{+6} 周；《国家基本公共卫生服务规范（2011）》中规定孕早期是孕 12 周前；《国家基本公共卫生服务规范（2016）》定义的孕早期是孕 13 周前。由于从行政管理层面和技术层面没能统一口径，我们结合日常工作的情况，建议采用第九版《妇产科学》和中华医学会妇产科学分会产科学组《孕前和孕期保健指南（2018）》界定的孕 14 周以前（孕 13^{+6} 周）为孕早期，妇幼健康信息统计口径按照相关要求确定相应的统计口径，即基本公共卫生服务规范和妇幼卫生信息年报仍将孕 13 周以前（孕 12^{+6} 周）作为孕早期。

需要特别强调的是，目前仍有不少医疗保健机构建议孕妇在孕早期不进行任何检查，等到孕 3 个月（即孕 12 周左右）才到医院检查并建卡（建孕期保健手册），这是一种非常错误的观点，也是极不科学、极不规范的。孕早期胚胎的发育极易受到外界因素的影响，这段时期需要对孕妇进行科学的健康教育和必要的实验室检查，指导孕妇补充必需的维生素和微量元素。错过孕早期这一关键时期，很多疾病或出生缺陷的干预效果就明显弱化了，甚至没有效果了。例如：神经管是胎儿大脑和脊索发育的基础，神经管发育的关键时间是在受孕后 24～28 天，也就是通常说的末次月经第一天后 38～42 天，大多数妇女这个时候才发现自己怀孕。如果在这段时间胎儿受到不利因素影响，则容易发生神经管缺陷。所以我们反复强调叶酸的服用方法是从孕前 3 个月一直口服至孕 12 周以后。如孕妇合并 HIV（人类免疫缺陷病毒）或梅毒感染，孕早期筛查阳性并给予及时用药干预能更好地预防疾病的母婴传播；糖尿病患者在孕早期进行干预可有效降低流产率；妊娠合并甲状腺功能减低者也必须在孕早期进行干预。总之，我们提倡：育龄期已婚妇女只要停经了，就应立即到医院检查是否怀孕，一旦确定怀孕，就立即科学规范地进行保健。

孕早期保健内容见表 1－6。

表 1－6　孕早期保健内容

孕周	健康教育	常规保健	必查项目	备查项目
孕 6～8 周	1. 流产的认识和预防； 2. 营养和生活方式的指导； 3. 根据孕前 BMI，提出孕期增重的建议； 4. 继续补充叶酸 0.4 ～ 0.8 mg/d 至孕 3 个月，有条件者可继续服用含叶酸的复合维生素； 5. 避免接触有毒有害物质，避免密切接触宠物； 6. 慎用药物，避免使用可能影响胎儿正常发育的药物； 7. 改变不良的生活习惯（如吸烟、酗酒、吸毒等）； 8. 保持心理健康，解除精神压力。	1. 确定孕周，推算预产期； 2. 评估孕期高危因素，按相关要求进行分类； 3. 了解孕产史（特别是不良孕产史，如流产、早产、死胎、死产史）、生殖道手术史、有无胎儿畸形或幼儿智力低下、孕前准备情况、孕妇及配偶的家族史和遗传病史，注意有无妊娠合并症，及时请相关学科专家会诊，不宜继续妊娠者应告知并及时终止妊娠，高危继续妊娠者，评估是否转诊，确认本次妊娠有无阴道出血及可能致畸的因素； 4. 进行全面的体格检查，包括心肺听诊，测量血压、体重，计算 BMI，常规妇科检查（孕前 3 个月未查者）。	1. 血常规； 2. 尿常规； 3. 血 HCG 水平； 4. 血孕酮（黄体酮）水平； 5. 血型（ABO 和 Rh 血型）； 6. 肝功能； 7. 肾功能； 8. 空腹血糖； 9. HBsAg 筛查（或乙肝两对半）； 10. 梅毒血清抗体筛查； 11. HIV 抗体筛查； 12. 地中海贫血筛查（广东、广西、海南、湖南、湖北、四川、重庆等地）； 13. 超声检查确定是否宫内妊娠及胚胎发育情况。	1. 丙型肝炎筛查； 2. 抗 D 滴度检测（Rh 血型阴性者）； 3. OGTT（高危孕妇）； 4. 甲状腺功能检测； 5. 血清铁蛋白（血红蛋白＜110 g/L 者）； 6. 结核菌素试验（PPD）（高危孕妇）； 7. 子宫颈细胞学检查（孕前 12 个月未检查者）； 8. 子宫颈分泌物检测淋球菌和沙眼衣原体（高危孕妇或有症状者）； 9. 细菌性阴道病（BV）检测（有症状或早产史者）； 10. 心电图检查。
孕 8～13^{+6}周	1. 流产的认识和预防； 2. 妊娠呕吐的认识和处理； 3. 孕早期筛查的必要性； 4. 孕妇学校第一课：对妊娠风险的认识。	1. 妊娠后第一次到医院，开展孕 6～8 周的所有保健项目； 2. 如已检查，分析首次产前检查的结果； 3. 测量体重、血压； 4. 计算 BMI，判断体重增加（或减少）是否合理； 5. 测定子宫高度、腹围、胎心率（多普勒听诊一般在孕 12 周左右）。	1. 妊娠后第一次到医院，开展孕 6～8 周的 1～12 项必查项目； 2. 超声检查：孕 11～13^{+6} 周测量胎儿颈部透明层（Nuchal Translucency，NT）的厚度，核定孕周，双胎妊娠还需确定绒毛膜性质。	1. 妊娠后第一次到医院，根据情况开展孕 6～8 周的备查项目； 2. 胎儿染色体非整倍体异常的孕中期母体血清学筛查（孕早期唐氏筛查），高危者，可考虑绒毛活检或羊膜腔穿刺检查。

三、孕中期规范检查

孕中期同样是预防流产的重要时期，也是胎儿发育和筛查胎儿先天畸形的重要时期（出生缺陷二级预防），更是孕期体重管理的关键时期。除常规孕期保健外，孕中期重要的筛查主要有唐氏筛查、无创产前基因检测（Non-invasive Prenatal Testing，NIPT）、羊膜腔穿刺检查、胎儿系统超声筛查、妊娠期糖尿病筛查等。医师会根据每位孕妇的具体情况建议进行相应的筛查。

（一）NIPT

NIPT 的目标疾病为 3 种常见的胎儿染色体非整倍体异常，即 21－三体综合征、18－三体综合征、13－三体综合征。适宜孕周为 12～22^{+6}周。开展 NIPT 有严格的管理规定，国家卫生健康委员会发布的《孕妇外周血胎儿游离 DNA 产前筛查与诊断技术规范》是各地开展 NIPT 的重要规范性文件，各地应该在该文件的基础上制订适合本地区的具体管理办法或实施办法。

NIPT 的不适用人群：①<孕 12 周；②夫妇一方有明确的染色体异常；③1 年内接受过异体输血、移植手术、异体细胞治疗等；④胎儿超声检查提示有结构异常，必须进行产前诊断；⑤有基因遗传病家族史或提示胎儿罹患基因病高风险；⑥孕期合并恶性肿瘤；⑦医师认为有明显影响结果准确性的其他情形。如果 NIPT 检测结果为高风险，应进行羊膜腔穿刺检查，检查胎儿染色体核型。NIPT 报告应当由产前诊断机构出具，由副高及以上职称并具备产前诊断资质的临床医师签署。

需要强调的是，NIPT 只是一个筛查手段，针对性强，目前只针对 21、18、13 三对染色体进行检查，还有大量的染色体包括性染色体都未进行筛查，所以其筛查有一定的局限性。但由于其筛查准确性高，容易被孕妇和医师接受。如果筛查结果是低风险，基本可以排除 21、18、13 三对染色体的异常；如果筛查结果是高风险，则应进行产前诊断检查，包括羊膜腔穿刺检查。

预产期年龄在 35～39 岁而且单纯年龄为高危因素者，签署知情同意书可先行 NIPT 进行胎儿染色体非整倍体异常的筛查；预产期年龄≥40 岁的孕妇，建议采用绒毛活检或羊膜腔穿刺检查，进行胎儿染色体核型分析和（或）染色体微阵列分析。

特别提示：不能盲目宣传 NIPT 的重要性，不能把 NIPT 当成产前诊断技术应用。

（二）产前超声检查

1．产前超声筛查

产前超声筛查包括Ⅰ级产科超声检查、Ⅱ级产科超声检查及Ⅲ级产科超声检查。

Ⅰ级产科超声检查：对胎儿大小、胎位、胎盘等进行筛查，不对胎儿结构畸形进行筛查。

Ⅱ级产科超声检查：对胎儿大小以及国家卫生健康委员会规定的六大类致死性畸形进行筛查（包括无脑儿、严重脑膨出、严重开放性脊柱裂、严重胸腹壁缺损伴内脏外翻、单腔心、致死性软骨发育不良）。

Ⅲ级产科超声检查：除了对胎儿大小以及国家卫生健康委员会规定的六大类致死性畸形进行筛查之外，对胎儿主要解剖结构进行系统观察，并对严重结构畸形进行系统筛查。

2. 产前超声诊断

按照国家卫生健康委员会《产前诊断技术管理办法》的规定，产前超声诊断在具有产前诊断资格的医疗机构、由具有产前超声诊断资质的医师开展。其主要对产前超声筛查发现或怀疑的胎儿异常以及具有胎儿异常高危因素的孕妇进行诊断。

3. 各级医院承担的产前超声检查

（1）具备服务能力的乡镇卫生院（社区卫生服务中心）、区级妇幼保健站等一级以下及一级医院可开展孕早期普通超声检查、Ⅰ级产科超声检查。

（2）二级医院可开展孕早期普通超声检查、Ⅰ级产科超声检查、Ⅱ级产科超声检查。

（3）三级医院和市级妇幼保健院可开展孕早期普通超声检查、孕 $11\sim13^{+6}$ 周 NT 超声检查、Ⅰ级产科超声检查、Ⅱ级产科超声检查、Ⅲ级产科超声检查、Ⅳ级产科超声检查（针对性产科超声检查）、会诊或专家级别产科超声检查。

开单医师应该按照要求分层次开单，并将以上分级的内容告知孕妇。

4. 以筛查胎儿结构异常为主要目的 3 次超声检查时机

（1）孕 $11\sim13^{+6}$ 周 NT 超声检查：于孕 $11\sim13^{+6}$ 周进行，主要用于测量 NT，结合孕妇年龄和实验室检查，评估胎儿染色体异常的风险。

（2）孕 18～24 周产科超声检查：Ⅱ级产科超声检查主要对国家卫生健康委员会规定的六大类致死性畸形进行筛查；Ⅲ级产科超声检查主要对胎儿解剖结构进行系统观察，并对国家卫生健康委员会规定的六大类致死性畸形、其他严重结构畸形进行系统筛查。

（3）孕 30～34 周产科超声检查：主要用于晚发畸形的筛查，如脑积水、小头畸形等。

特别强调的是，日常工作中医师和孕妇所说的“四维超声”不是超声检查的分级。

（三）妊娠期糖尿病筛查

妊娠合并糖尿病包括孕前糖尿病（Pre-gestational Diabetes Mellitus,

PGDM）和妊娠期糖尿病（Gestational Diabetes Mellitus，GDM）。PGDM 在孕前已确诊或在妊娠期首次被诊断。随着糖尿病发病率日益升高，GDM 筛查受到广泛重视。根据中华医学会妇产科学分会产科学组、中华医学会围产医学分会妊娠合并糖尿病协作组 2014 年发布的《妊娠合并糖尿病诊治指南》及国内知名专家对相关指南的解读，我们在实际工作中按以下原则诊断 PGDM 和 GDM。

1. PGDM 的诊断

符合以下两项中任意一项者，可确诊为 PGDM。

（1）妊娠前已确诊为糖尿病患者。

（2）妊娠前未进行过血糖检查的孕妇，尤其是存在糖尿病高危因素者，首次产前检查时需明确是否存在糖尿病，妊娠期血糖升高达到以下任何一项标准，应诊断为 PGDM。

1）空腹血浆葡萄糖（FPG）≥7.0 mmol/L。

2）口服葡萄糖耐量试验（OGTT），服糖后 2 小时血糖≥11.1 mmol/L。

3）伴有典型的高血糖症状或高血糖危象，同时随机血糖≥11.1 mmol/L。

4）糖化血红蛋白（Glycohemoglobin，HbA1c）≥6.5%（不推荐妊娠期常规用 HbA1c 进行糖尿病筛查）。

2. GDM 的诊断

GDM 指妊娠期发生的糖代谢异常，妊娠期首次发现且血糖升高已经达到糖尿病标准，应将其诊断为 PGDM 而非 GDM。

GDM 的高危因素包括肥胖（尤其是重度肥胖）、一级亲属患 2 型糖尿病、GDM 史或巨大儿分娩史、多囊卵巢综合征、孕早期空腹尿糖反复阳性等。

GDM 的诊断如下：

（1）推荐医疗机构对所有尚未被诊断为 PGDM 或 GDM 的孕妇，在孕 24～28 周以及孕 28 周后首次就诊时行 OGTT。OGTT：试验前禁食至少 8 小时，试验前连续 3 天正常饮食，检查期间静坐、禁烟。

检查时，5 分钟内口服含 75 g 葡萄糖的液体 300 ml，分别抽取孕妇服糖前及服糖后 1 小时、2 小时的静脉血（从开始饮用葡萄糖水计算时间），放入含有氟化钠的试管中，采用葡萄糖氧化酶法测定血糖水平。

OGTT 的诊断标准：服糖前及服糖后 1 小时、2 小时 3 项血糖值应分别低于 5.1 mmol/L、10.0 mmol/L、8.5 mmol/L，任何一项血糖值达到或超过上述标准即诊断为 GDM。

（2）孕妇具有 GDM 高危因素或者在医疗资源缺乏地区，建议孕 24～28 周首先检查 FPG。FPG≥5.1 mmol/L，可以直接诊断 GDM，不必行 OGTT；FPG<4.4 mmol/L，发生 GDM 的可能性极小，可以暂时不行 OGTT；4.4 mmol/L≤FPG<5.1 mmol/L 时，应尽早行 OGTT。

（3）孕妇具有 GDM 高危因素，首次 OGTT 结果正常，必要时可在孕晚期重复行 OGTT。

（4）孕早、中期随孕周增加，FPG 水平逐渐下降，尤以孕早期下降明显，因此，孕早期 FPG 水平不能作为 GDM 的诊断依据。

PGDM 和 GDM 需要尽早诊断，在孕前保健和孕早期保健中都强调要检查 FPG。对于部分未定期检查的孕妇，如果首次就诊时间在孕 28 周以后，首次就诊时尽早行 OGTT，边远地区如发现孕妇具有 GDM 高危因素，应立即上转至有条件的机构行 OGTT。

由于 PGDM 和 GDM 与孕期体重管理的关系尤为密切，对 PGDM 和 GDM 孕妇，医师会实行严格的营养管理和运动管理。在控制孕期体重合理增加的同时保障胎儿正常的生长发育是这类人群孕期体重管理的重点。

孕中期保健内容见表 1—7。

表 1—7　孕中期保健内容

孕周	健康教育	常规保健	必查项目	备查项目
孕 14～19^{+6} 周	1. 流产的认识和预防； 2. 妊娠生理知识； 3. 孕中期体重管理指导； 4. 孕中期胎儿染色体非整倍体异常筛查的意义； 5. 贫血孕妇，如诊断明确的缺铁性贫血孕妇，应补充铁元素； 6. 开始常规补充钙剂，0.6～1.5 g/d。	1. 分析首次或上次产前检查的结果； 2. 询问阴道出血、饮食、运动情况； 3. 进行体格检查，包括体重、血压、宫高、腹围、胎心率的测定，评估孕期增重是否合理。	胎儿染色体非整倍体异常的孕中期母体血清学筛查（孕中期唐氏筛查）：筛查时间为孕 15～20 周，最佳检测孕周为 16～18 周。	1. 无创产前基因检测； 2. 羊膜腔穿刺检查（孕 16～22 周），针对高危人群。
孕 20～24 周	1. 早产的认识和预防； 2. 营养、运动和生活方式的指导； 3. 胎儿系统超声筛查、GDM 筛查的意义； 4. 根据饮食结构调整钙的剂量。	1. 询问胎动、阴道出血、饮食、运动情况； 2. 体格检查同孕 14～19^{+6} 周。	1. 胎儿系统超声筛查（孕 20～24 周），筛查胎儿的严重畸形； 2. 血常规； 3. 尿常规。	早产高危因素者经阴道超声测量子宫颈长度，进行早产的预测。

续表1－7

孕周	健康教育	常规保健	必查项目	备查项目
孕25～28周	1. 早产的认识和预防； 2. GDM筛查的意义。	1. 询问胎动、阴道出血、宫缩、饮食、运动情况； 2. 体格检查同孕14～19^{+6}周。	1. GDM筛查； 2. 孕妇具有GDM高危因素或者在医疗资源缺乏地区，孕24～28周首先检测FPG； 3. 血常规、尿常规。	1. 抗D滴度检测（Rh血型阴性者）； 2. 子宫颈分泌物检测胎儿纤连蛋白（fFN）水平（子宫颈长度为20～30 mm者）。

四、孕晚期规范检查

孕晚期保健主要为分娩做准备，包括分娩方式的指导、胎动计数、新生儿免疫接种指导等内容。孕晚期保健内容见表1－8。

表1－8 孕晚期保健内容

孕周	健康教育	常规保健	必查项目	备查项目
孕29～32周	1. 分娩方式的指导； 2. 开始注意胎动或胎动计数； 3. 母乳喂养指导； 4. 新生儿护理指导。	1. 询问胎动、阴道出血、宫缩、饮食、运动情况； 2. 体格检查，包括体重、血压、宫高、腹围、胎心率的测定，评估孕期增重是否合理； 3. 产前检查、胎位检查。	1. 血常规、尿常规、肝功能、血清胆汁酸的检测； 2. 超声检查：胎儿生长发育情况、羊水量、胎位、胎盘位置等。	无
孕33～36周	1. 分娩前生活方式的指导； 2. 分娩相关知识（临产的症状、分娩方式、分娩镇痛等）； 3. 新生儿疾病筛查； 4. 抑郁的预防。	1. 询问胎动、阴道出血、宫缩、皮肤瘙痒、饮食、运动、分娩前准备的情况； 2. 体格检查同孕29～32周； 3. 测量骨盆出口径，初步判断分娩方式。	1. 尿常规； 2. 无应激试验（NST）：每周1次，高危者增加次数。	1. 孕35～37周B族链球菌（GBS）筛查：具有高危因素的孕妇（如合并糖尿病、前次妊娠出生的新生儿有GBS感染等），取直肠和阴道下1/3处分泌物培养； 2. 孕32～34周可开始胎心电子监护（NST）检查； 3. 心电图复查（高危孕妇）。

续表1-8

孕周	健康教育	常规保健	必查项目	备查项目
孕37～41周	1. 分娩相关知识（临产的症状、分娩方式、分娩镇痛等）； 2. 新生儿免疫接种指导； 3. 产褥期指导； 4. 胎儿宫内情况的监护； 5. ≥孕41周，住院并引产。	1. 询问胎动、宫缩、阴道出血的情况； 2. 体格检查同孕30～32周。	1. 血常规、尿常规、肝功能、空腹血糖、凝血功能； 2. 超声检查可评估胎儿大小、羊水量、胎盘成熟度、胎位，有条件者可检测脐动脉收缩期峰值和舒张末期流速之比（S/D）； 3. NST：每周1次，高危者增加次数； 4. 心电图。	1. 高危人群或重点地区筛查HBsAg（或乙肝两对半）、梅毒血清抗体、HIV抗体； 2. 子宫颈检查及Bishop评分。

五、孕期危险因素的筛查和管理

2017年7月，国家卫计委（现更名为国家卫生健康委员会）下发了《关于加强母婴安全保障工作的通知》（国卫妇幼发〔2017〕42号，以下简称《通知》）。《通知》的主要内容：从源头严防风险，全面开展妊娠风险筛查与评估工作；盯重点人群，严格进行高危专案管理；严守安全底线，着力加强危急重症救治；建立督查机制，强化母婴安全责任落实等。《通知》对妊娠风险评估及管理提出了一系列具体的要求，有很强的针对性和可操作性。《通知》是近年来从国家层面制定的保障母婴安全的规范性文件，标志着我国的孕产期保健工作进入了一个新的历史时期。

妊娠风险筛查：主要从孕妇基本情况、异常妊娠及分娩史、妇产科疾病及手术史、家族史、既往疾病及手术史、辅助检查和需要关注的表现特征及病史等方面进行妊娠危险因素的筛查。

妊娠风险评估：二级以上医疗机构对筛查阳性的孕妇进行妊娠风险评估，将每一位孕妇的妊娠风险评估结果用不同的颜色来表示：绿色（低风险）、黄色（一般风险）、橙色（较高风险）、红色（高风险）和紫色（患有传染病）。

《通知》强化首诊医疗机构妊娠风险筛查责任和二级以上医疗机构妊娠风险评估责任，明确医疗机构对高危人群的管理职责，严格要求医疗机构落实高危专案管理。医疗机构要将妊娠风险分级为“橙色”“红色”和“紫色”的孕妇作为重点人群纳入高危孕产妇专案管理。同时，《通知》要求各地抓好危急重症救治网络建设，落实危急重症救治分片责任，畅通危急重症转诊救治绿色通道，提升孕产妇和新生儿危急重症临床救治能力，建立死亡孕产妇个案报告机制及约谈通报机制。

妊娠风险筛查和妊娠风险评估工作是孕期保健的重要内容，是保障母婴安全的重要举措，是降低孕产妇死亡率的关键环节。在孕产期保健工作中，应从以下几个方面把握。

一是要在全国统一实施五种颜色的妊娠风险管理标识。《通知》按照妊娠风险严重程度以“绿、黄、橙、红、紫”五种颜色进行分级标识，分别代表低风险、一般风险、较高风险、高风险和患有传染病。随着全国城市化进程的推进，跨区域流动的孕妇数量呈现逐年增加的趋势，各省的孕妇妊娠风险评估的内容和颜色分类要与国家要求保持一致，否则，孕期保健工作将难以实现各省的接轨，各地医务人员对跨区域流动孕妇的分级容易产生混淆。因此，在全国范围内务必实行统一使用五种颜色的妊娠风险管理。

二是将妊娠风险管理与基本公共卫生紧密结合。《通知》对妊娠风险管理提出了以下要求：从源头严防风险，全面开展妊娠风险筛查与评估，首诊医疗机构负责妊娠风险筛查，二级以上医疗机构做好妊娠风险评估工作。《国家基本公共卫生服务规范》要求乡镇卫生院和社区卫生服务中心对辖区孕妇进行首次建卡并在孕期至少随访5次，与《通知》提出的首诊医疗机构负责妊娠风险筛查、二级以上医疗机构做好妊娠风险评估工作的策略是一致的。提供基本公共卫生服务的乡镇卫生院和社区卫生服务中心要对照《孕产妇妊娠风险筛查表》的内容进行逐一筛查，发现异常及时转诊。助产服务机构在做孕期检查时进行妊娠风险评估，按照《孕产妇妊娠风险评估表》逐一评估，并按《通知》要求的妊娠风险种类进行颜色标识，把妊娠风险分级为“橙色”“红色”和“紫色”的孕妇作为重点人群纳入高危孕产妇专案管理，专人专案、全程管理、动态监管、集中救治，确保做到“发现一例，登记一例，报告一例，管理一例，救治一例”。

三是将妊娠风险筛查与评估融入孕期保健日常工作中。我国多数地区的孕期保健模式是根据孕妇本人的意愿在其居住地就近选择医疗保健机构进行建卡和孕期保健。根据《通知》要求，提供孕期保健服务的各级医疗保健机构都要将妊娠风险筛查与评估融入孕期保健日常工作中。为了及时对妊娠风险进行筛查和有效干预，原则上在孕6～8周要为孕妇建立保健手册并完成相关的辅助检查，同时进行一次风险筛查和评估，坚决纠正“孕3个月才建卡”的错误观念，整个孕期至少在孕早、中、晚期分别进行一次风险筛查和评估，孕期保健过程中发现新增危险因素时及时再次评估，对高风险孕妇及时进行干预并按照属地化管理原则上报相关信息到辖区妇幼保健机构。

四是妊娠风险管理与母子健康手册发放工作紧密结合。母子健康手册承载政府提供的妇幼健康服务内容，记录母子接受医疗保健服务的过程。目前，母子健康手册已在四川省广泛发放和应用。医疗保健机构在为孕妇提供孕期保健服务时，要将孕妇的妊娠风险分级颜色标识在母子健康手册封面醒目位置，以警示孕妇本人及家属，同时提醒医务人员定期动态评估妊娠风险。

五是妊娠风险管理与妇幼卫生信息化工作紧密结合。已建立医院信息系统（HIS）的医疗保健机构，要及时将《通知》涉及的妊娠危险因素筛查、妊娠风险评估的相关内容融入医院信息系统中，同时与辖区妇幼卫生信息系统接轨。按照《通知》要求，对妊娠风险分级为“橙色”“红色”的孕妇，各医疗机构要及时向辖区妇幼保健机构报送相关信息。结合国家对妇幼卫生信息工作的部署，高风险孕妇的网络逐级报送势必是下一步管理的要求。各地在建立辖区孕产期保健“一卡通”信息系统时，要增加和完善妊娠危险因素筛查、妊娠风险评估功能，并确保系统中显示的颜色与《通知》要求及实际工作保持一致，以实现跨机构、跨区域的高危专案的追踪、随访与管理。

第二章　孕期健康的生活方式指南

妊娠是人类繁衍生息的自然生理现象，受各种自然因素的影响。在不到10个月的过程中，一个可爱的新生命在母亲体内孕育，家庭成员都为这个新生命的到来精心准备着。如何孕育健康聪明的小宝贝是每一位准妈妈都渴望了解的问题。科学家曾研究孕期不同的生活方式对孕妇、胎儿可能造成的影响，这些研究均不约而同地说明了健康良好的生活方式能改善妊娠结局，一些必要的干预措施可以改善病理妊娠的预后、提高新生儿的存活率、减少患病率。人们需要了解更多有关孕期保健的知识，如孕期锻炼、孕期旅游、孕期接种、孕期营养及优生等知识。我们将从妈妈们感兴趣的方面讲述，希望能够给妈妈们提供一些有用的建议。

第一节　孕前生活方式指南

做好孕前保健及指导，可以减少高危妊娠和高危胎儿的发生，这在围生期保健中非常重要。孕前保健是婚前保健的延续、孕期保健的前移。那么，从什么时候开始做孕前的准备呢？答案是从孕前3～6个月开始，就应该为怀孕做好营养准备，并进行夫妻双方的身体检查。

一、补充叶酸

神经管缺陷（Neural Tube Defects，NTDs）是一种常见的、后果较严重的出生缺陷，在中国已成为围生儿死亡的主要原因，是发达国家围生儿死亡的首位原因。叶酸是胚胎发育过程中不可缺少的营养素，若孕期摄入叶酸较少，血清叶酸水平下降，会导致胎儿脊柱裂、脑脊膜膨出等，甚至会导致无脑儿，也会造成流产、胎儿生长受限、早产等。有研究证实，补充叶酸是预防出生缺陷的有效干预措施之一。育龄妇女在孕期增补叶酸可有效预防50％～80％神经管缺陷的发生。我国虽然积极采取相应措施在育龄妇女中推广叶酸，但服用情况较差，妇女在孕前增补叶酸的比例偏低，能在适宜时间段服用者较少，严重影响了出生缺陷的防治效果。2009年“增补叶酸预防神经管缺陷项目”作为医改重大公共卫生服务项目之一，在全国农村地区实施。新鲜的水果、蔬菜、肉类食品富含叶酸。食物中的叶酸若经长时间烹煮，可损失 50%～90%。孕妇对叶酸的需求量比正常人高 4 倍。因此，准备怀孕的妇女应摄入富含叶酸的食物，如动物肝脏、深绿色蔬菜及豆类，并补充小剂量叶酸。叶酸除预防神经管缺陷外，还有利于降低高脂血症的发生危险。

普通待孕妇女应每天服用 0.4 mg 叶酸或含有叶酸的复合维生素 1 片。高危待孕妇女是指既往生育过神经管缺陷胎儿或服用抗癫痫药物者，每天服用4 mg 叶酸。服用叶酸 4 周后，体内叶酸缺乏状态才能明显改善，因此应在孕前开始服用叶酸并持续整个孕期才能更有效地预防胎儿畸形。

二、饮食习惯教育

研究发现，我国孕前健康风险暴露中最多的是营养风险，其检出率为 35.74%，可能与不同国家育龄妇女的基础营养状况存在差异有关。美国育龄女性的孕前营养风险主要是超重和肥胖等营养过剩问题，而我国研究人群中既存在营养不良，又存在营养过剩，具有双重风险。孕前保健应考虑我国妇女的具体情况。孕妇应注意饮食多样性，多吃蔬菜、水果、淀粉类食物（如面包、米饭、面条、土豆）、富含蛋白质的食物（如瘦肉、鱼、海鲜等）。孕期铁的需要量增加、妇女体内储备铁不足、食物中铁的摄入不够或妊娠前及妊娠后的疾病（如慢性感染、寄生虫病、肝肾疾病、妊娠期高血压疾病、产前产后出血等），均可使铁的贮存、利用和代谢发生障碍。铁的需求或丢失过多，还可影响红细胞的生成过程和贫血的治疗效果。缺铁性贫血是孕期最常见的一种贫血。所以在孕前即应注意保证铁的摄入。常吃含铁丰富的食物，如动物血、肝脏、瘦肉等动物性食物，黑木耳、红枣、干蘑菇、紫菜等植物性食物。如有贫血，应纠正后再怀孕。

三、戒烟戒酒

已有大量研究证明，烟酒可能对胎儿造成不良影响。若母亲吸烟，可能导致胎儿生长受限，以及流产、早产、死胎，对孩子远期的发育也可能造成影响，比如智力减退、细小动作障碍等；若父亲吸烟超过 30 支/日，则可能导致精子畸形比例超过 20%，戒烟 6 个月后方可恢复。据统计，如果长期大量饮酒，则可造成精子数量减少、活力降低，影响受精和胚胎发育，导致胎儿貌丑低能。因此，应在孕前 3～6 个月开始戒烟戒酒，以保证胎儿的健康。

四、孕前检查

（一）病毒筛查：TORCH

TORCH 是指可导致先天性宫内感染及围生期感染而引起围生儿畸形的病原

体，它是一组病原微生物的英文名称缩写。T（Toxoplasma）代表弓形虫；O（Others）代表其他病原微生物，如梅毒螺旋体、带状疱疹病毒、细小病毒 B19、柯萨奇病毒等；R（Rubella Virus）代表风疹病毒；C（Cytomegalo Virus）代表巨细胞病毒；H（Herpes Virus）代表单纯疱疹病毒Ⅰ/Ⅱ型。这组微生物感染有着共同的特征。孕妇感染 TORCH 多为隐性感染，如果近期或活动性感染发展到宫内感染，病原体可经母婴传播使胎儿受染。感染发生在孕早期，可导致流产、多器官畸形。感染发生在孕中、晚期，可导致胎儿生长受限、早产、死胎、死产、早期新生儿死亡，即使是幸存者，也有可能发生远期后遗症，幼儿期及青春期体格及智力发育异常，如低智、耳聋、高度近视等。分娩期孕妇 TORCH 感染，可引起小儿长期的神经系统发育障碍，导致大脑中某个器官的损害和大脑性麻痹。TORCH 感染影响着人口素质，与优生优育有重要关系。

1. 弓形虫

弓形虫可引起人畜共患的寄生虫病，人类被感染的主要途径为接触感染了弓形虫的猫、狗以及食用未煮熟的污染的肉类、生乳、生蛋等。怀孕初期感染，脑部和颜面损害明显，如脑积水、无脑儿、脑钙化、视网膜炎，同时伴发热、水肿、心肌炎、肝脾大等。孕中、晚期感染，则影响胎儿发育，出现宫内胎儿生长受限、智力障碍或先天愚型。孕妇应在孕期不食用未煮熟的肉类、蛋类以及不与猫、狗接触等，以减少弓形虫感染的机会。

2. 风疹病毒

风疹病毒通过呼吸道传播，除引起急性呼吸道传染病外，也是引起流产、死产和胎儿畸形的主要因素之一。感染风疹病毒会引起上呼吸道炎症和病毒血症，如发热、皮疹、浅表淋巴结肿大等。风疹病毒在人口居住相对集中的地方传播快、阳性率高，所以孕妇应尽量少到人口集中的公众场合，降低风疹病毒的感染风险。风疹病毒感染后在晶体和内耳可长期存在，故临床上称白内障、耳聋和先天性心脏病为先天性风疹综合征的三大症状。怀孕后在第 1 个月、2 个月、3 个月、4 个月感染风疹病毒，先天性风疹综合征的发生率分别为 50%、30%、20%、5%。由此可见，孕初 3 个月内感染风疹病毒，致病概率很大，4 个月后致病概率明显降低。因此，孕初 3 个月内感染风疹病毒宜终止妊娠。

3. 巨细胞病毒（CMV）

巨细胞病毒是孕期病毒感染中最常见、危害性最大的一种病毒。巨细胞病毒感染通常以隐性感染为主或仅表现为轻微的感冒症状，因此，孕妇应提高警惕，尽早行巨细胞病毒特异性 IgM 的检测，以免感染巨细胞病毒而危害胎儿。原发性感染（孕期内新感染巨细胞病毒，以前未曾感染过巨细胞病毒）导致的胎儿先天性感染率最高，可达 31%～40%。但孕期原发性感染率较低，2016 年报道为 0.7%～4.0%，复发性感染导致的垂直感染率为 0.15%～2.0%。巨细胞病毒在孕妇及3月龄前胎儿、新生儿等人群中的感染，特别是原发性感染，往往引起严重的临床症状甚至致死。胎儿宫内感染可导致严重的后果，可引起流产、早产、死产、新生儿死亡。若存活，巨细胞病毒感染的新生儿绝大多数无明显症状和体征，仅有约10％的新生儿出现低出生体重、黄疸、紫癜、肝脾大、智力低下、视网膜脉络膜炎、脑钙化、小头症等，多数患儿出生后数小时至数周内死亡，死亡率高达50％～80％。幸存者常有以智力低下、听力丧失和迟发性中枢神经系统损害为主的远期后遗症，而无症状者中有5％～15％在出生后2年左右开始出现发育异常。

4. 单纯疱疹病毒

单纯疱疹病毒目前已发现50多种亚型，其中Ⅰ型和Ⅱ型可引起人类感染。Ⅰ型单纯疱疹病毒多引起腰部以上的皮肤、眼、口腔疱疹。Ⅱ型单纯疱疹病毒多引起腰部以下的皮肤及外生殖器疱疹。患者或病毒携带者是唯一的传染源，皮肤疱疹、唾液、尿液、粪便均含有病毒。单纯疱疹病毒可通过胎盘感染胎儿，也可经生殖器官上行侵袭胎膜、胎盘而感染胎儿，引起胎儿畸形、脑积水、视网膜脉络膜炎等病症，严重者可导致胎儿死亡、流产。分娩时，胎儿经产道感染会出现疱疹、脑炎、脑膜炎、肝脾大、血小板减少等新生儿疱疹症状。80％～90％的单纯疱疹病毒经产道感染。

预防TORCH感染，重点应放在孕妇的个人卫生及防护上。比如：孕妇要避免与TORCH患者接触，也不要接触未经防疫检测的动物；不食用未煮熟的肉食品，更不可食生肉；接触生肉及处理猫、狗粪便时，需戴手套，事后要仔细反复洗手；对家猫及狗，也要喂熟食。此外，要对孕妇做产前TORCH感染筛查，这一点很重要。若孕早期发现有感染，需要进行优生咨询考虑是否终止妊娠；孕妇有梅毒、弓形虫病的，应进行治疗；孕妇生殖道有巨细胞病毒、单纯疱疹病毒感染的，应行剖宫产。

（二）全面查体

想生一个健康的宝宝，孕前检查非常重要。健康的宝宝首先是健康精子和卵子的结晶，所以夫妻双方都要做相关检查，以确保正常怀孕和生育健康宝宝。全面查体的目的是了解备孕夫妻双方是否健康，有无不宜妊娠的疾病。全面查体的内容包括心、肝、肾功能及血糖，生殖器官疾病（宫颈病变、畸形、炎症、肿瘤），性病的发现及治疗，口腔保健，是否适宜妊娠等。其中应特别关注：准孕妇本身的心理状况评价、相关疾病的诊断与评估（内科、外科、妇科等）、不良妊娠史、生育出生缺陷史。

五、工作环境

部分孕妇从事的工作需暴露于放射性或有毒有害化学物质。现在已有充足的证据证明放射线或接触有毒有害化学物质会给孕妇健康及胎儿发育健康带来危害。但是现在尚无充足的证据证明暴露于干洗店蒸汽及印染工厂与流产的关系。我国亦有研究发现孕期从事化工行业的妇女及孕早期汞暴露，可能是多指畸形发病的危险因素。长期接触某些化合物的女性与单纯性腭裂的发生相关。同时，患儿父亲的工作环境与子女非综合征性唇腭裂的发生有关，油漆工、发动机维修工、接触农药者的子女患病率也会增加。从事类似职业的女性应在孕前进行优生咨询，提前离开工作岗位做好备孕工作。

研究显示，孕前健康风险暴露前三位的是营养风险、感染风险和慢性病风险，暴露最低的是社会心理风险。除遗传风险外，营养风险、感染风险、慢性病风险、行为风险、环境风险、社会心理风险等在现阶段都可以通过相应的技术手段加以干预，使其降低。妇女孕前可以通过建立良好的饮食习惯、控制体重、增补叶酸、戒烟戒酒、避免接触有毒有害物质等减少孕前营养、行为及环境风险因素的暴露，同时可以利用现有的医疗服务来改善孕前的贫血状况，治疗感染性疾病，控制血压、血糖等风险因素，降低出生缺陷等不良妊娠结局的发生风险。

第二节　孕早期生活方式指南

孕早期是胚胎形成的时期，也是各个器官发育的初始阶段。在这个阶段，胚胎就像一棵脆弱的小树苗，如果受到不良因素的影响，则可能出现生长异常，造成后期的畸形甚至死亡。所以，孕早期的关键任务在于避免接触有毒有害物质或放射性物质。

一、孕早期母体及胎儿的生理变化

孕早期是指末次月经的第一天开始至孕 13^{+6} 周。此时，孕妇会有较为强烈的症状，母体的基础新陈代谢率增加 10%～25%，血容量从孕早期即开始增加，心率增加 10～15 次/分钟，在雌激素和孕激素的作用下，乳房很快开始增大变软，有胀痛感，乳晕着色，长出蒙氏结节。此时期孕妇的体重平均可以增加 1～2 公斤，其中胎儿只有大约 48 g。子宫肌纤维增厚加长。怀孕后的前 8 周，受精卵就由一个单细胞发育成有两亿个细胞的成型人体，此时称为胚胎；孕 9 周后称为胎儿。孕 7 周左右，胚胎出现胎心搏动；孕 8 周后胚胎有了眼睛，但没有脸和外耳道；孕 12 周胎儿身长大约有 65 mm，身体的雏形已经发育完成，胎儿的手指和脚趾已经完全分离，一部分骨骼开始变得坚硬，并出现关节雏形。

二、孕早期检查

定期产前检查有助于保证孕妇和胎儿在整个妊娠期及分娩过程中的安全和健

康。由于医院条件不同，各级医院孕期保健的内容可能会稍有不同，但产前检查的时间规定及频率大同小异。

普通孕妇在无不适的情况下，可在孕 7 周左右做一次超声检查。此时超声检查可确定宫内妊娠或异位妊娠（宫外孕）、宫内妊娠胚胎是否存活，估计孕龄，诊断多胎妊娠及绒毛膜性质，了解阴道出血的原因和下腹疼痛的原因。有些准妈妈对超声检查有一定的恐惧心理，害怕辐射对胎儿造成影响。其实大可不必担心。人耳听不到的声波称为超声波。利用超声波的物理特性进行诊断和治疗的影像学科，称为超声医学。其临床应用广泛，目前已成为现代临床医学中不可缺少的诊断方法。超声检查是一种无放射性损伤的检查，不会对胎儿造成不良影响。彩超确定宫内妊娠并有胎心后就马上建立孕期保健手册（即建卡），最迟在孕 12 周之前建卡检查，初次建卡内容如下。

（1）详细询问病史：既往内外科疾病史及用药情况，妇产科病史如月经及婚育史、异常妊娠分娩史、性传播疾病史，以及过敏史、家族基因病遗传病史、内外科感染疾病史、生活工作环境、营养、孕期服用药物史等。

（2）体格检查：一般情况、体重、身高、BMI、血压、心率、甲状腺、心脏、肺、乳房、腹部、脊柱、四肢等，妇科检查（是否合并疾病），产科检查（胎心听诊）。

（3）辅助检查：血液筛查实验，如血常规、血型（ABO 及 Rh 血型）、凝血功能；病毒学，如乙肝、丙肝、艾滋病；梅毒（先做筛查实验，如阳性再做确诊实验）；肝功能、肾功能、血糖、甲状腺功能、TORCH；尿液筛查实验，如尿常规。

（4）孕早期的特殊检查。

1）NT 检查：孕 11～13^{+6} 周 B 超检查胎儿颈部透明带厚度称为 NT 检查。颈部透明带增厚与多种胎儿先天性异常有较密切的关系，如染色体异常、心血管系统异常等。因此作为一项有效的检测指标，测量颈部透明带厚度已被较广泛地应用于胎儿染色体异常的筛查。如颈部透明带异常增厚，则提示可能有染色体畸形或先天性心脏病，应进一步检查。做 NT 检查的同时可进行胎儿结构畸形的早期排查，如脐膨出、神经管缺陷等。

2）早期唐氏筛查：孕 11～13^{+6} 周时，通过超声波测量胎儿的颈部透明带厚度，结合母体血清中的血浆蛋白 A（PAPP－A）和绒毛膜促性腺激素等的数值，来估算胎儿罹患唐氏综合征的风险。早期唐氏筛查往往是与中期唐氏筛查合并一起检测的，可以提高中期唐氏筛查的准确率（检出率为 85%，假阳性率为 3%左右）。超声显示 12^{+5} 周的胎儿见图 2－1。

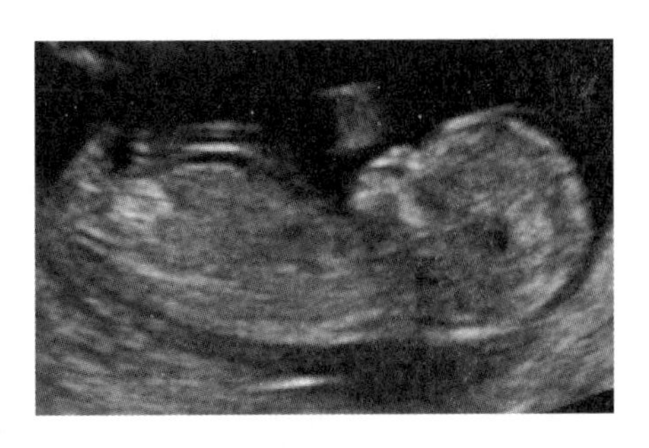

图 2－1 超声显示 12^{+5} 周的胎儿

三、孕早期的危险因素

孕早期的胚胎组织处在活跃的细胞分裂、形成阶段，所以此时但凡可能影响细胞分裂、生成的因素均可能导致胎儿异常，包括各种有毒有害的理化因素，如某些药物、化工原料、放射性物质等。有关孕期药物的使用将在后面章节中专门讲述。

（一）吸烟

孕期吸烟对胎儿的危害已经多方证实，有 Meta 分析认为孕妇吸烟与胎儿宫内猝死、胎盘早剥、胎膜早破、异位妊娠、前置胎盘、早产、流产、低出生体重儿、先天性唇腭裂的发病率增加有关，使子痫前期的发病风险增加。烟雾中的尼古丁可使子宫与胎盘的小血管收缩，导致胎儿处于缺血缺氧的状态，引起畸胎或死胎。部分孕妇不能在孕期完全戒烟，则可以减少吸烟量，这样也可以降低尼古丁浓度。我国有研究发现孕妇主动或被动吸烟可显著提高新生儿脐血铅水平，是铅暴露的危险因素，并对新生儿的视觉、听觉有不良影响。还有研究发现香烟中的苯并芘和尼古丁、环境中的二原英等多环芳烃化合物，以及咖啡因等都产生更多的 DNA 损伤，对胎儿及胎盘产生不利影响，增加自然流产的风险。吸烟者生产畸形儿的风险是不吸烟者的 2.5 倍。怀孕期间吸烟的妇女的婴儿发生猝死的危险性比不吸烟妇女的婴儿高 3 倍。丹麦进行的一次大规模调查证实，30%～40%的婴儿猝死与他们的母亲在怀孕期间吸烟有关。调查还发现，妇女怀孕期间吸烟会损害她们女儿成年后的生育能力。孕期吸烟与儿童智力和记忆能力下降存在关联。因此，应向孕妇告知孕期吸烟给胎儿发育带来的危害，强调在孕期任何阶段戒烟均有益，对既往吸烟而在近期戒烟的孕妇，应提供戒断辅助治疗，包括心理治疗、行为治疗等，并使其避免被动吸烟。如果难以戒烟，就尽量减少吸烟量。

（二）饮酒

20 世纪 70 年代末，法国和美国的研究发现母亲饮酒会导致胎儿畸形，并确定酒精（乙醇）为致畸剂。大量研究表明，孕期饮酒与不良妊娠结局和儿童发病率有关。虽然孕妇低剂量饮酒的安全性仍有争议，但 2009 年澳大利亚政府指南中指出孕妇或准备怀孕的女性最好不喝酒。酒精对胎儿发育的影响程度因个体而异，且表现出的症状十分多样化。常见的症状包括颅面畸形、生长迟缓、中枢神经系统发育异常等。影响较局限、症状较轻者被称为胎儿酒精影响（Fetal Alcohol Effect，FAE）或酒精相关出生缺陷（Alcohol Related Birth Defect，ARBD），影响广泛、症状典型者被称为胎儿酒精综合征（Fetal Alcohol Syndrome，FAS）。唇腭裂则是 ARBD 及 FAS 患儿中常见的面部畸形。酒精对胎儿发育的作用受饮酒量和饮酒方式两方面的影响。一般认为，一次大量酒精摄入的危害要远大于分次、少量、规律地饮酒。研究提示：孕早期少量的酒精摄入（≤3 次/周）不会增加新生儿唇腭裂的患病风险。而 Deroo 等在挪威的研究中将孕早期大量饮酒（每次至少 5 杯）的母亲与不饮酒的母亲比较后发现，前者产下唇腭裂新生儿的风险较后者显著升高。

但是目前尚无孕期饮酒与对胎儿造成危害的剂量曲线，酒精没有安全剂量。酒精可以通过胎盘进入胎儿血液，造成胎儿生长受限。这种中毒胎儿的典型特征是体重低、心脏及四肢畸形、中枢神经系统发育异常、智力低下等。曾有人认为孕妇适量喝酒对胎儿影响不大，只有到酗酒的程度才会引起胎儿酒精中毒。但最新研究结果表明，孕妇体内的低量酒精也会对胎儿造成伤害。英国专家的一项研究结果显示，孕妇平均一周喝 4～5 杯葡萄酒，就会损害胎儿的脑干神经，引起儿童期多动症和智力低下。为了生育一个健康的宝宝，孕妇应禁酒。

（三）服用成瘾药品/毒品

有临床研究表明，孕期吸食海洛因、可卡因等毒品，可能增加妊娠期高血压疾病、胎儿生长受限、运动发育迟缓、畸形、死胎、流产、早产风险，也可能产生新生儿戒断综合征、儿童期高血压、肥胖风险。服用成瘾药物对母儿都是非常危险的，应该尽早戒断。

（四）化工原料

1. 重金属

重金属如铅（Pb）、镉（Cd）、砷（As）和汞（Hg）等具有生殖和发育毒性，还具有内分泌干扰作用，对孕期妇女的健康状况、胎儿结局及生长发育等具有较大的影响。孕中期铅暴露水平每增加 0.001 mg/L，低出生体重和早产风险相应增加；与高水平血铅暴露的不良效应类似，母体孕期血铅水平低于 0.01 mg/L 时也会造成胎儿出生体重下降和孕周减少。孕期铅暴露与早产之间的相关性仅在男童中发现，女童中并未发现此种关联。研究表明，孕期血中镉暴露水平与出生体重呈负相关关系，且与小于胎龄儿（Small for Gestational Age，SGA）

风险增加有关。新生儿脐带血镉暴露水平上升，脐带长度增加，胎盘厚度减少，SGA 风险增加。砷对机体的危害是一个慢性蓄积过程，对母体妊娠结局及婴幼儿发育产生影响，孕早期暴露于砷与学龄儿童智力低下呈正相关关系，其他研究也表明砷暴露与儿童孤独症或行为问题显著相关。孕期汞暴露与儿童神经发育障碍之间的关联性已经被证实。

2. 二噁英

二噁英在松香油、发胶、油漆等物品中存在，可能造成胎儿骨质发育不良，例如欧洲历史上曾发生的“脆鸡蛋事件”（蛋壳易碎，导致鸡蛋无法孵化）。

3. 双对氯苯基三氯乙烷（DDTs）

DDTs 存在于以农业为主的地区。由于早期有机氯农药的大量生产和使用，以及有机氯农药长达数十年的半衰期，即使在禁止生产和使用有机氯农药之后仍然有大量的有机氯残留在环境当中。孕期暴露于 DDTs 会造成胎儿神经发育障碍和免疫功能紊乱。孕妇应该增强孕期保护意识，加强自身防护措施，合理规避 DDTs 暴露风险，防止其对自身和胎儿健康造成伤害。

4. 杀虫剂

杀虫剂可能导致胎儿脐膨出、先天性心脏病等。

（五）放射性物质

放射性物质可能造成细胞分裂时遗传物质突变，导致胎儿畸形或某些肿瘤，如白血病。因此在孕期应避免接受放射线照射或者放射性治疗，甲亢患者若需要进行碘−131 治疗应终止妊娠。受精卵（1～10 天）在未着床时，影响是“全”或“无”。孕妇接受除盆腔以外的一般 X 线照射引起胚胎发育异常的危险很低。有害环境因子对植入前期胚胎产生“全”或“无”的影响，也就是说胚胎死亡或者存活，存活即意味着未受损伤，不会致畸。微波炉、吹风机、电脑、手机的辐射有限，不至于引起胎儿畸形。

（六）药物

研究显示，孕早期服用抗生素、中成药、保胎药、解热镇痛类药的母亲，分娩出生缺陷儿的发生率明显高于对照组，孕期服药母亲的子代发生出生缺陷的危险度为 2.195。有研究发现，孕期服用避孕药及中草药（板蓝根、安胎丸、感冒冲剂等）与神经管缺陷的发生有关，使用磺胺类药物也有一定的致畸危险性。也有人认为，母亲孕早期暴露于阿司匹林和水杨酸类解热止痛药、卡那霉素及四环素类抗生素、某些抗癌药、抗癫痫药、血管紧张素转换酶抑制剂等，可能对胎儿泌尿生殖系统有致畸作用。

避免在怀孕前三个月内用药，除非药物疗效明显大于对胎儿的潜在危险。生病后在医师指导下适当用药，并非所有药物孕早期都不能服用，不能讳疾忌医。

早孕期或者月经未来潮之前就诊一定要告诉医师正处于备孕期。就诊后留好处方签或者药物包装，并记录下服用的时间、用法及用量。

（七）高热

动物研究显示，高热可能破坏细胞，导致遗传物质突变，甚至细胞死亡，从而导致胎儿发育异常。高热可以由机体发热或者暴露于环境中的热源造成，而母体温度可以传递给胎儿。几十年的动物研究均表明体温升高可能导致畸形发生。现在越来越多的研究显示上述理论同样适用于人类：胚胎植入前的轻度发热、胚胎期的重度发热均可能导致产前胎儿死亡或流产。高热还可能引起很多种类的结构性或功能性缺陷。中枢神经系统是最容易受累的，因为剩余神经元的不可分裂性导致神经元不可逆性减少，这种影响将一直存在于产前或产后的任何阶段。外国研究者发现，孕早期持续高热者的某些畸形发病率升高，如神经管缺陷、心脏缺陷、肾脏畸形及腹裂。洗 10～20 分钟烫水澡（39～40℃），母体体温便可达 38.9℃或者更高。因此，生育期女性应该尽量使暴露于 39℃及以上水温中的时间小于 15 分钟，40℃及以上水温中小于 10 分钟。烫水澡的时间应该比桑拿浴更短。使用电热毯或者加热型水床未发现可能增加先天性畸形发病率。

因此，我们建议：当孕早期发生高热时，最好尽快降温，可以采取物理降温，如酒精、温水擦拭，必要时可以补充液体；同时需要边降温边寻找病因，并根据病因进行治疗，尽量避免病因尚不明确时就自行用药。总体来说，可能引起高热的活动都应该避免。如果孕早期有高热史，应该进行超声产前诊断。因此孕早期如果感觉不适，应及时向医师寻求帮助，并告知医师自己已怀孕，以便医师恰当处理。

（八）化妆品

（1）染发剂：染发剂里含有的物质可能增加患乳腺癌的风险，故孕期建议不使用染发剂。

（2）冷烫精：大多有具有毒性可经皮肤吸收的含巯基有机酸，可能导致发质变脆、脱发，也可导致皮肤过敏，故不建议使用。

（3）口红、粉底等：口红中的油脂成分可吸附细菌及铅、汞等重金属，由唾液带入体内，粉底多含有铅或汞等重金属，因此孕期应尽量避免使用。

（4）指甲油：指甲油大多含有酞酸酯，可能导致胎儿畸形、流产等。

四、孕早期常见健康问题

（一）早孕反应

孕早期约 50%的孕妇出现恶心、呕吐，25%仅有恶心而无呕吐，25%无症状。有半数以上妇女在孕早期会出现早孕反应，包括头晕、疲乏、嗜睡、食欲不振、偏食、厌恶油腻、恶心、呕吐等。症状的严重程度和持续时间因人而异。早孕反应多数在孕6周前后出现，孕8～10周达到高峰，60%的孕妇在孕12周自行缓解，91%的孕妇在孕20周缓解，10%的孕妇在孕期持续恶心、呕吐。这可能与孕期的激素水平、上消化道运动、社会心理因素、肝功能、自主神经系统功能、营养状况、胃酸分泌、胃排空时间有关。

0.3%～1%的孕妇会出现妊娠剧吐，其表现为持续性呕吐，并伴有体重减轻(≥基础体重的5%)、尿酮体、电解质紊乱及脱水，严重者可出现Wernicke脑病，其典型特征为眼肌麻痹、精神异常和共济失调，还可能同时伴有低体温、低血压和心动过速。患者经治疗后死亡率仍可达到10%，未治疗者死亡率高达50%。妊娠剧吐的常规治疗包括静脉补液，纠正水、电解质紊乱，补充维生素，止吐和激素治疗。经上述治疗后，患者症状好转或患者的体液平衡紊乱被纠正，处于稳定期，应尽早及时给予营养支持治疗。

轻度的恶心、呕吐是早孕期的常见症状，少量多餐，进食清淡食物，服用维生素B_6常可缓解。

妊娠剧吐患者应禁食2～3天，根据血尿检验结果，明确失水量及电解质紊乱情况，酌情补充葡萄糖、水分和电解质，维持每日尿量在1000 ml以上，并给予维生素B_1肌内注射。营养不良者可静脉给予脂肪乳和氨基酸等。一般经上述治疗2～3天后，病情多可好转。孕妇可在呕吐停止、症状缓解后，尝试少量流质饮食，若无不良反应，可逐渐增加进食量，同时调整补液量。多数妊娠剧吐的孕妇经治疗后病情好转，可以继续妊娠。

如果常规治疗无效，持续出现黄疸、蛋白尿，体温升高，持续在38℃以上，心动过速（≥120次/分钟），伴发Wernicke脑病等危及孕妇生命，需考虑终止妊娠。

孕早期孕妇应放松心情，积极配合治疗。怀孕以后口味会变得奇怪，只要不影响健康，可以正常饮食。

（二）少量的阴道出血

首先应该区分是宫内妊娠还是宫外妊娠。这两种情况都可能会有少量的阴道出血。如果是宫外妊娠的话，还可能有腹痛，B超检查可以发现两侧子宫附件区域有包块。宫外妊娠是比较危险的，随时会发生破裂，造成腹腔内出血甚至休克。所以一定要先排除。如果是宫内妊娠，需要鉴别少量的阴道出血是先兆流产还是难免流产的信号。在先兆流产的人群当中，绝大多数（80%左右）都是可以继续妊娠的。孕12周以前的自然流产多数与胎儿染色体异常有关。所以，需要先做妇科检查排除宫颈阴道疾病导致的出血，再做超声检查判别妊娠物种植部位，以及胚胎是否存活及正常发育。如果是宫外妊娠需住院治疗，葡萄胎或者胚胎停育者需及时清宫。如果是宫内妊娠出现少量的阴道出血，最好在医师的指导下进行保胎治疗。如果出血量增多超过月经量，有可能导致难免流产，需要及时就诊，以免延误病情发生大出血。

（三）尿频

怀孕后会出现尿频现象，这是由于怀孕后子宫长大，孕 3 个月子宫底高度达耻骨联合上 2～3 指压迫膀胱所致。孕中期子宫进入腹腔，膀胱不再受压，尿频症状会缓解。尿频是怀孕的正常现象，若出现了尿急、尿痛、血尿或排尿困难，则可能是异常情况，应立即就医。

（四）白带增多

怀孕后由于阴道局部充血和激素的影响，阴道分泌物会增加，这属于正常现象，不需要治疗，保持局部清洁干燥，穿棉质内裤，勤换洗即可。如果出现外阴瘙痒、分泌物有臭味等，可能是宫颈炎或阴道炎，需要就医检查。

五、第一个心理妊娠期——接受妊娠

绝大多数妇女将怀孕纳入自己的生活计划，并为进入母亲角色做好心理准备。怀孕初期妇女的心理反应较为强烈，感情丰富，如矛盾、恐怖、焦虑、将信将疑等，上述情感变化甚至可在整个孕期出现。有的孕妇情绪不稳定，甚至出现易激动或流泪的倾向，也有的孕妇变得寡言少动，对事物过于敏感，出现易受伤害性。孕妇对食物的爱好明显改变，兴趣也发生改变，说明孕妇在适应躯体的生理变化。丈夫还会发现孕妇对性生活有畏惧和回避的现象，也有部分丈夫体验到孕妇性兴奋增强，这两种都属正常现象。

孕妇的情绪与胎儿的发育有着极其密切的关系。孕期母亲心境平和，情绪稳定，则胎动和缓而有规律；若孕妇情绪激动，则可造成胎儿的过度活动和心率加快。孕早期孕妇过度不安，可导致胚胎发育不良、流产，并可引起胎儿唇裂和腭裂等畸形。孕期或生命早期的应激诱发的大脑发育可塑性可能会持续到成年期，对慢性病的发生发展和行为认知具有终身影响。因此，孕妇及家属应通过各种方式调整心态，改变精神状态，保持好心情。

孕早期常见问题解答

1. 防辐射服是否有效？会不会加重辐射？

中央电视台《原来如此》栏目针对此问题，曾专门在 2012 年 4 月 7 日播出了一期名为《怀孕了，到底要不要穿防辐射服》的专题科普节目，通过不同的试验方法和试验场地，验证了防辐射服的作用，指出防辐射服不会加重辐射，而且防辐射效果显著。中国工程院刘尚合院士指出：虽然目前的电磁辐射环境复杂，但辐射值一般在安全范围内，大家不必惊慌。

2. 备孕或怀孕可以养宠物吗?

宠物可能带来的最大威胁就是传染病了，最常见的是弓形虫病和狂犬病。弓形虫病是由刚地弓形虫寄生而引起的一种传染病。猫科动物是弓形虫的最终宿主，虫卵随猫的粪便排出，在泥土中能存活一年。除了猫之外，几乎所有哺乳动物和鸟类都可以传染弓形虫成为中间宿主。其主要传播途径是消化道传播，例如食用未完全煮熟的肉、接触动物粪便后未洗手就进餐。狂犬病是由狂犬病病毒造成的一种侵害中枢神经系统的急性病毒性传染病。随着狂犬病疫苗的广泛应用和宠物管理规范化，绝大多数城市的狂犬病发病率正在逐年下降。

做到以下几点，宠物带来的风险是可以避免的：①不食用未煮熟的肉；②不接触感染弓形虫的猫粪便；③进行弓形虫病检查；④做好宠物护理，每天清理宠物粪便尤其是猫粪，尽量避免直接接触，由他人代劳或戴手套，清理后及时用肥皂洗手；⑤预防宠物抓伤；⑥给宠物做血液检查和打预防针，定期给宠物驱虫。

第三节　孕中期生活方式指南

孕中期是指孕 14～27^{+6} 周。孕中期胎盘已经形成，胎儿相对进入了比较安全的阶段。

一、孕中期母体及胎儿的生理变化

孕中期，早孕反应逐渐消失，孕妇感到身体舒服了许多，相对而言，现在是整个孕期最为轻松的时候。随着胎儿的快速长大，子宫长度和宽度都明显增加，孕妇体重也迅速增加。孕 12 周后从耻骨联合上方可触及子宫底。一般情况下，孕 12 周可以用多普勒胎心仪听到胎心。胎心的正常范围为 110～160 次/分钟 。胎心反映胎儿的宫内状态，当各种原因引起胎儿缺氧时，胎心很敏感地会出现变化。

这个阶段孕妇的另一个重要的主观感受是胎动。胎儿在子宫内伸手、踢腿，冲击子宫壁，这就是胎动。由于孕妇腹部脂肪的厚度及自我感觉有差异，首次感觉胎动的时间因人而异。第一次怀孕的孕妇，孕 18～20 周开始感到轻微的胎动，经产妇可能感觉胎动的时间更早。第一次胎动可以用于核对孕周。胎动频率、幅度因人而异。孕 28～32 周胎动最强烈，孕 36 周后幅度、次数减少。有的孕妇感觉胎动像“金鱼在吐泡泡”，有的感觉像腹部在轻轻抽筋一样，许多孕妇描述胎动是“非常美妙的事”。

生理性宫缩在孕 12～14 周即可出现，表现为不规则的无痛性收缩，孕妇可以感觉到腹部发紧，也可从腹部扪到子宫发硬，每日出现的次数稀少，以后随着妊娠进展，宫缩的频率和强度有所增加，但没有规律性，强度不会使宫腔内压力超过 2 kPa，所以没有分娩宫缩的疼痛。在生理性宫缩的作用下，子宫下段逐渐形成，宫颈趋于软化成熟，并且逐渐过渡到临产后的宫缩。

母体内各器官系统继续发生代偿性改变。子宫增大后压迫直肠，影响静脉回流，使便秘加重甚至引起痔疮。皮肤常出现色素沉着，在面部、腹部、乳头等部位色素沉着较明显。腹部、乳房及股外侧面和臀部的皮肤可因弹性纤维的断裂而出现斑纹，即妊娠纹。乳房继续增大，此时乳头内可以溢出稀薄但又浑浊的液体，即初乳。阴道分泌物开始增多。

孕 24 周末胎儿各器官均已发育，皮下脂肪开始沉积，但皮肤仍有皱纹。孕 28 周末胎儿身长约 35 cm，体重约 1000 g，皮下脂肪沉积不多，皮肤呈粉红色，可以有呼吸运动，但胎肺未成熟，出生后能啼哭，但生活力很弱。孕 26 周胎儿见图 2－2。

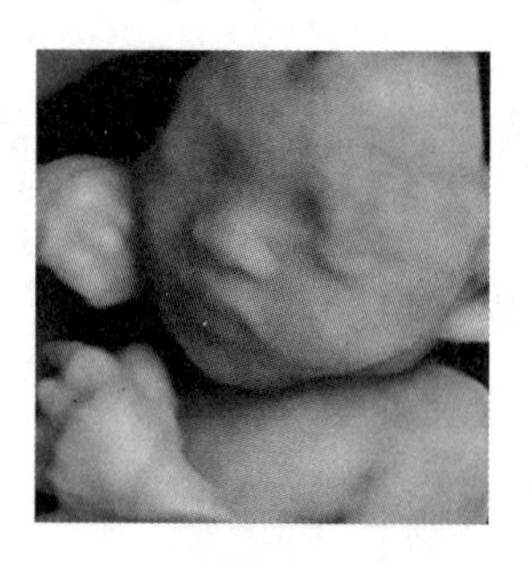

图 2－2　孕 26 周胎儿

二、孕中期检查

孕中期具体的检查频率一般是四周查一次，如有异常，可能会增加产前检查次数及频率。孕中期产前检查的主要内容：询问孕妇近段时间的状况；称体重、量血压；量宫高、腹围，并与既往产前检查结果进行对比；听胎心等。一般情况下并不需要每次都做 B 超检查。

有高危因素的孕妇需要进行产前诊断。产前诊断是指在出生前对胚胎或胎儿的发育状态、是否患有疾病等进行检测诊断，从而掌握先机，对可治性疾病，选择适当时机进行宫内治疗，对于不可治性疾病，做到知情选择。产前诊断包括羊膜腔穿刺抽取羊水进行染色体检查及彩色超声产前诊断检查。需要进行产前诊断的高危人群：年龄>35 岁的孕妇、有不良孕产史者、羊水过多或者过少者、胎儿发育异常或者胎儿有可疑畸形者、孕早期接触过可能导致胎儿先天缺陷的物质者、有遗传病家族史或者曾经分娩过先天性严重缺陷儿者。

没有高危因素的孕妇一般在孕15～20周行孕中期唐氏筛查，结合孕早期筛查，如果风险≥1∶270，建议做羊水检测或脐带血染色体检查。

一般没有高危因素的孕妇会在孕18～24周做“大排畸”彩超，这其实是指系统产前超声检查。检查内容包括：胎儿数目、胎方位的检查，观察并测量胎心率，胎儿生物学测量，胎儿解剖结构检查（胎儿头颅、胎儿颜面部、胎儿颈部、胎儿胸部、胎儿心脏、胎儿腹部、胎儿脊柱、胎儿四肢），胎儿附属物检查（胎盘及脐带、羊水量）等，进而排除畸形。如果发现或疑诊胎儿异常，有胎儿异常的高危因素，母体血生化检验异常等，则可进行针对性产前超声检查。

除此之外，如果存在特殊情况，也可以进行一般超声检查，以了解胎儿生长情况，评估阴道出血的情况、有无宫颈机能不全、腹部疼痛情况、是否为多胎妊娠、腹部肿块情况、胎儿的安危、胎膜早破等。

妊娠期间糖尿病对孕妇及胎儿的危害是多方面的，严重者可威胁母婴的生命安全。所以，一般在孕24～28周采血进行糖耐量试验。妊娠之后首次发现或首次发病的糖尿病，称为妊娠期糖尿病，其发病有增高趋势，发病者大概占所有孕妇的20%。这是由于妊娠期间，各种因素可以导致糖的代谢发生异常。妊娠期糖尿病会对孕妇及胎儿产生多种不良影响，所以，有条件的孕妇最好做糖耐量试验，以确诊有无妊娠期糖尿病并治疗。

三、孕中期的注意事项

（一）营养

1. 营养过剩

孕期营养过剩能够调节胎儿发育编程和改变胎儿生理，诱发胎儿基因组或表观基因组改变，从而导致成年期潜在的疾病风险。实验研究表明，孕期高脂肪饮食模式可以导致小鼠子代胰岛素敏感性增加和体重增加。近年来，孕期膳食结构不合理、盲目补充营养导致孕期肥胖和过度增重的现象越来越受到学者关注。孕期增重与新生儿出生体重呈正相关关系，孕期过度增重与剖宫产率增加、阿普加评分降低、大于胎龄儿和巨大儿出生等不良妊娠结局有关。综述性研究也表明妇女孕前肥胖、孕期过度增重与儿童神经发育损伤有关。

2. 营养不良

营养不良在育龄期和孕期妇女中较为常见。孕期妇女为了满足妊娠过程中特殊的代谢需要，需要全面的、高品质的营养素来维持自身和胎儿的需求。出生体重与孕晚期维生素D摄入呈负相关关系，但与维生素B_{12}正相关；新生儿身长与孕晚期镁摄入正相关。新生儿腹围与孕晚期维生素 A 摄入正相关，与孕晚期维生素 E 和硒摄入负相关。新生儿腰围身长比与孕晚期镁摄入负相关。孕早期母体铁元素消耗与小于胎龄儿风险增加相关，孕早期母体血红蛋白水平每增加 10 g/L，小于胎龄儿的风险降低 30%，血红蛋白水平低于 110 g/L，小于胎龄儿的风险增加 3 倍。

孕中期胎儿需要大量的营养物质，孕妇要注意饮食的多样性，多吃蔬菜、水果及纤维素多的食物。有些食物对孕妇及胎儿有害，孕妇应避免食用，如：霉变的乳酪；生或半生的肉类；腌腊食品；火腿肠、午餐肉等罐头食品；生的有壳动物，如牡蛎、蟹等；甲基汞含量高的鱼，如鲨鱼、箭鱼、枪鱼。咖啡、可乐及茶里面都含有咖啡因，孕妇咖啡因每天摄入量不超过 300 μg。

孕中期的营养摄入参见本书第三章。

（二）运动

孕妇在孕中期应坚持每天做孕妇体操，活动关节、锻炼肌肉，使全身轻松、精力充沛，同时可缓解因姿势失去平衡而引起的某些不舒服感，使韧带和肌肉松弛，以柔韧而健壮的状态进入孕晚期和分娩期。

孕期运动的内容参见本书第四章。

（三）补钙

孕期母体血容量增加，使血钙浓度相对降低，加之孕期胎儿生长发育的需要，使钙的需要量剧增，同时肾小球滤过率增加也使尿钙排泄增多，而且雌激素水平增高，抑制了母体对钙的吸收，所以母体处于低钙状态。孕期血清钙水平较正常值低，并随孕周增加而降低，至孕晚期降至最低点。钙对神经肌肉的兴奋性具有重要的作用。当孕妇的钙摄入不足时，首先要满足胎儿的需要，动用骨钙储存使骨钙耗竭。血清钙水平的降低可使肌肉兴奋性增高而出现腓肠肌痉挛，同时由于骨骼中的钙被动用导致骨质疏松而出现腰腿痛、关节痛等缺钙症状。补充钙可降低缺钙症状的发生率。

四、孕中期常见健康问题

（一）仰卧位低血压综合征

仰卧位低血压综合征：孕中期孕妇取仰卧位时，出现头晕、恶心、呕吐、胸闷、面色苍白、出冷汗、心跳加快及不同程度的血压下降，当转为侧卧位后，上述症状即减轻或消失。因此，当孕周逐渐增大时，尽可能向左侧卧睡，以更好地维持胎盘的血液灌注，有必要的话可以拿枕头垫一下肚子。

（二）糖尿病

糖尿病孕妇中80%以上为妊娠期糖尿病，孕前糖尿病（糖尿病合并妊娠）者不足20%。妊娠期糖尿病患者糖代谢多数于产后恢复正常。糖尿病孕妇的临床经过复杂，母子都有风险，应该给予重视。

妊娠期糖尿病可能增加巨大儿、胎儿生长受限、胎儿窘迫、死胎、难产、新生儿低血糖、低钙抽搐、高胆红素血症、胎肺发育迟缓等的风险。

妊娠期糖尿病对母体的影响有感染、妊娠期高血压疾病、糖尿病酮症酸中毒、产后糖尿病、将来患2型糖尿病的机会增加。

主要治疗方法包括健康教育、饮食控制、运动治疗、监测血糖等。大部分孕妇通过以上措施可以良好地控制血糖。仍然有少部分孕妇通过以上方法不能很好地控制血糖，必要时需要使用药物治疗。终极目标就是将血糖控制在正常范围，以期减少母儿并发症。

（三）烧心感

孕中期出现的烧心感主要表现为胸骨后、喉部的烧灼感或不适感，原因不清楚，可能是由于怀孕后激素水平发生变化，影响胃肠功能，导致胃酸反流，胃酸反流至喉部、口腔，导致口腔有酸苦的感觉。

处理方法：少食多餐，避免食用含咖啡因等刺激胃酸分泌的食物，尤其是在饭后应保持立姿，避免马上躺卧。症状严重时可在医师的指导下用药。

（四）便秘

孕激素水平增加造成肠蠕动减慢，是孕期便秘的主要原因。

处理方法：调节饮食结构，多吃含纤维素的食物（麦麸、小麦等），避免饮食过于精细，多饮水。当纤维素食物添加后效果不好时，可在医师的指导下应用纤维素或者缓泻剂。

（五）腿抽筋

孕妇常于夜间睡眠时，小腿或大腿的肌肉痉挛、疼痛。因胎儿需要大量的钙来发育骨骼，所以造成母体缺钙，夜晚温度低，较白天更易发生腿抽筋。

处理方法：按医嘱服用钙片；当发生腿抽筋时，迅速将脚伸直，脚趾与脚掌慢慢向上翘，或在局部热敷（对抽筋起到舒缓作用）；睡前按摩脚部，或将脚部垫高再睡；白天走路不要穿高跟鞋，也不要站立过久，严防肌肉过于疲劳；加强饮食调节，多摄取含钙丰富的食物，如牛奶、小鱼等。

（六）手脚麻木、水肿

孕期由于胎儿生长发育，子宫增大压迫下腔静脉，使静脉回流不畅，长时间站立后孕妇易出现手脚麻木、水肿等现象。手脚麻木、水肿也有可能是疾病所致，如末梢神经炎、妊娠期高血压疾病等。

处理方法：首先应到医院检查，排除疾病；避免过度劳累，保持良好的休息和睡眠；注意饮食调节，多吃富含维生素 B_1 的全麦粉、糙米和瘦肉；伴有腿部水肿的孕妇，应避免长时间站立，并在休息时将下肢垫高；穿宽松的鞋袜，每晚睡前用温水浸泡足部和小腿 20～30 分钟，有利于加速下肢的血液循环；适当运动，按摩下肢，有利于下肢静脉血回流。

（七）坐骨神经痛

怀孕后体内激素水平发生生理性改变，使韧带松弛，为分娩做好准备，但导致腰部的稳定性减弱。同时胎儿在子宫内逐渐发育长大，使腰椎负担加重，在此基础上，如果再有腰肌劳损和扭伤，就很容易发生腰椎间盘突出，从而压迫坐骨神经，引起水肿、充血，产生坐骨神经刺激征，即坐骨神经痛。一般情况下，大部分孕妇在分娩后，其坐骨神经痛能自愈。

处理方法：注意劳逸结合，避免进行剧烈的体力活动；坐骨神经痛的孕妇最好选用硬板床，必要时可做牵引治疗（常规佩戴腰围容易限制胎儿活动，不利于其发育，故不宜选用）；睡眠时，最好采用左侧卧位，平卧时要在膝关节下面垫上枕头或软垫；不要穿高跟鞋；疼痛重者可在医师的指导下适当用药。

（八）阴道出血

孕中期如果出现阴道出血，要尽快到医院就诊，寻找可能的原因，包括晚期流产、前置胎盘、胎盘早剥等。

五、第二个心理妊娠期——适应妊娠

此时期是一个相对比较稳定的时期，自我感觉良好是此期的主要特征。由于胎儿长出盆腔，在腹部可以清楚扪及，随着胎心、胎动的出现，胎儿的感受变得具体，增强了母亲的正向感觉。孕妇对胎儿生长和发育的过程感兴趣，愿意积极参与涉及胎儿的各种活动，并愿意与人分享各种体验。随着腹部一天天膨胀，加之体态改变，体重增加，妇女往往会出现矛盾的心理：一方面因饮食的过度摄入而对今后体形能否恢复担忧，另一方面又担心营养不良会对腹内胎儿的长生和发育产生不良的影响。这使孕妇本身的情绪更加不安。此时可对孕妇进行及时的营养干预，解除不良情绪的困扰。

孕中期常见问题解答

1. 孕期能乘飞机吗?

美国妇产科医师学院(American College of Obstetricians and Gynecologists, ACOG)于2001年12月公布了“孕期乘机安全性”的推荐意见。2009年10月,美国妇产科医师学院对该意见进行了修订。其内容简介如下:对于没有任何产科或内科合并症,且只是偶尔乘机的孕妇,需要注意的安全事项和普通人群一样,并无特殊,可以安全地乘飞机。有队列研究资料显示,偶尔乘飞机并不增加不良妊娠结局的发生风险。很多航空公司允许孕36周以内的孕妇乘机,但有些国际航线对孕周的限制可能稍严格。因此孕妇准备乘机旅行时,应咨询相关航空公司。对于处于孕期的机组人员是否能够常规飞行,该推荐意见认为应在飞行前了解在空中的工作任务,具体情况具体分析。对于孕期有内科合并症的孕妇,不建议进行空中旅行,因为大多数常见的产科急症容易发生在孕早期和孕晚期。

长时间的飞行后症状性静脉血栓的发生率为1/10000~1/400,无症状性静脉血栓的发生率可能为这个数字的10倍。在孕中、晚期,静脉血栓的发病率较非孕期明显升高。孕妇长时间乘飞机可显著增加静脉血栓发生的风险。静脉血栓是乘飞机的主要危险,穿及膝弹力袜可以减少静脉血栓的发病风险。其他预防措施有做提高小腿肌张力的活动、在机舱内适当活动、避免大量喝水。

2. 孕期能开车吗?

如果孕妇自己开车,无论何时都要注意避免快速启动和紧急刹车摇晃到肚子。孕期正确使用安全带对孕妇非常重要,否则会对胎儿造成危害,在发生交通事故时不能起到保护孕妇的作用。比较在交通事故中的208名孕妇(包括严重事故),使用安全带的孕妇其受伤(包括胎儿死亡)的概率较未使用安全带的孕妇明显下降。推荐孕妇正确使用安全带:安全带应该跨越妊娠子宫的上方或下方,不应该直接跨越妊娠子宫;使用三点固定式安全带,其中一条应置于妊娠子宫下方,跨越大腿,另一条置于子宫上方,跨越对角肩,适度调节,尽量使人感觉舒服。

长途、长时间的旅行会使人很疲劳。如果万不得已必须旅行,要避开孕早期和孕晚期,选择相对安全的孕中期,并在丈夫或亲友的陪伴下,绕开颠簸的路途。

3. 孕期能有性生活吗?

孕妇是可以有性生活的,大可不必因为怀孕而禁欲。但是在孕前三个月和后三个月不建议有性生活,否则很容易引起流产、早产和宫内感染等不良后果。有流产倾向、心脏和血压有问题的孕妇,在孕期最好不要过性生活;宫颈有肌瘤、息肉或者胎盘前置的孕妇，孕期也最好不要有性生活。

对不能有性生活的孕妇来说，如果丈夫提出性要求，不应采取冷漠的态度，而是应耐心说服丈夫并采取非性交的方式与丈夫亲近，不要冷落了丈夫。

第四节　孕晚期生活方式指南

孕晚期是指孕 28 周，直至分娩结束。孕晚期，随着胎儿的发育成熟，腹部越来越大，持久的负重压力可导致不同程度的腰痛、耻骨痛等问题。这时可根据不同情况选用各种方式来缓解腹部负重压力。

一、孕晚期母体及胎儿的生理变化

（一）孕晚期母体的生理变化

1. 腹部增大明显

子宫由非孕期的 50 g 重量及 10 ml 容积，发展到孕晚期的 1000 g 重量及5 L 容积。增大的子宫在腹腔内占位很大，几乎占据大部分的腹腔，压迫胃、膈肌，使它们上移，并压迫心脏，从而可能引起心悸、气短、胃胀、食欲不佳等不适。

孕晚期子宫底高度：孕 28 周末，手测子宫底高度可达脐上 3 指，约 26 cm；孕 32 周末，手测子宫底高度可达脐与剑突之间，约 29 cm；孕 36 周末，手测子宫底高度可达剑突下 2 横指，约 32 cm；孕 40 周末，手测子宫底高度可达剑突下，约 33 cm。

2. 泌尿系统的变化

随着孕周的增加，子宫日益增大会压迫输尿管，造成膀胱排空不全，逼尿肌功能降低，肾小球滤过率、尿糖增加，尿液碱化，细菌更容易滋生，使孕妇易患肾盂肾炎（是肾脏肾盂的炎症，一种尿路感染的常见病）。大部分孕期肾盂肾炎都发生在孕中、晚期，主要与孕中、晚期生理性肾积水和尿液淤滞有关。由于子宫大多右旋，所以对右侧泌尿道的压迫更为明显，因此右侧肾盂肾炎在孕晚期更为常见。

孕晚期，胎儿的先露部（即胎儿最先进入骨盆入口的部分）逐渐进入骨盆，继而压迫膀胱，使孕妇常有尿频的感觉，夜尿次数也随之增加。

3. 消化系统的变化

胃排空及小肠蠕动时间延迟：孕期分泌大量的黄体酮，它可以使子宫平滑肌松弛，同时也使大肠蠕动减弱。因此孕妇可能会出现腹胀、便秘等不适。

胆囊收缩减弱：怀孕后，胆固醇分泌增加，血中孕激素水平提高，导致胆管松弛，胆囊的排空速度减慢，胆固醇和胆盐的浓度增加，容易沉积形成结石，继而刺激胆囊发炎而引起胆囊炎。

4. 血液循环系统的变化

到了孕晚期，血容量大约增加 1300 ml，血液被稀释，红细胞数和血色素相对减少，这被称为生理性贫血。

自孕 6～8 周母体血容量开始增加，孕 32～34 周达到高峰，增加 40%～45%，因此孕 32 周左右和分娩期心脏负担最重。至孕晚期心率每分钟增加 10～15 次，故有时孕妇感到心悸。随着孕周的增加，血流动力学发生明显的改变，孕晚期孕妇在心电图检查中异常心电图的出现远比同龄非孕健康妇女多。常见的有心电图电轴左偏，心音图多有第一心音分裂。这些多属生理性改变，应结合临床，一般无须特殊处理。

5. 呼吸系统的变化

随着胎儿的长大，子宫增大，从而可能造成呼吸困难，孕妇易感气短。改变姿势、放慢动作等有助于改善这种不适。怀孕后由于激素改变，呼吸道黏膜会出现水肿、肥大，同时为达到孕妇本身和胎儿对氧的需求量，孕妇往往过度换气，吸入更多的尘埃，易导致上呼吸道感染发生。

6. 乳房的变化

孕晚期乳汁的制造和输送系统继续扩展和发育。在孕期快要结束的时候，每一侧的乳房内都有 15～20 个圆形突起。接下来，每一个圆形突起含 20～40 个小叶片，更小的乳汁输送管内有 10～100 个支撑的腺体气泡或者乳汁囊。这个时候，乳房已经完全有能力制造乳汁。

如果宝宝提早出生，妈妈的乳房也可以有乳汁供给他。但是没有来自宝宝吸吮的刺激或者吸奶器的帮助，乳汁的制造就会停止。因为雌性激素和孕激素对泌乳素会起到抑制作用，而泌乳素是生产乳汁的动力。

乳房进一步的增大，以及所有乳房外观和感觉的变化，都会更加明显地显现。即便在孕早期和孕中期乳房变化不很明显的准妈妈，在这个时期也会发现乳房明显改变。绝大多数人会出现初乳渗出的情形。

这个时期要做好哺乳乳房的保养工作。一方面应及时更换适宜的孕期胸罩，另一方面要保证乳头能够被宝宝很好地含在嘴里。如果存在乳头凹陷，可以每天分两次为自己做乳头修整的工作：用拇指和食指在乳晕上沿着正上、正下的方向，轻柔地按压乳房，使乳头尽量凸出后，再轻轻地提拉乳头，以便及时在产前改善乳头。

（二）孕晚期胎儿的生理变化

在孕 37～42 周出生的宝宝即为足月儿，在孕 37 周前出生的宝宝为早产儿，在孕 42 周后出生的宝宝为过期产儿。到了孕晚期，胎儿会进一步生长发育，随着胎儿的持续长大，子宫内的活动空间越来越小，胎动也有所减少。胎儿最适宜的出生体重为3000～3500 g。

二、孕晚期检查

自孕28周起，应每2周到医院检查一次，从孕36周开始每周到医院检查一次。除常规监测血压、体重，检查胎儿生长发育状况外，还要为分娩做相应的检查，包括凝血功能检查、复查血常规、肝功能检查、心电图检查等，孕36周后每周做胎心电子监护，同时密切观察胎动以掌握胎儿的情况。有高危因素的孕妇在医师的指导下进行相关的检查。

（一）孕32周：妊娠期肝内胆汁淤积症以及血常规、心电图、B超检查

除常规产前检查以外，由于孕晚期血流动力学改变，心脏负担在这个时期达到最大，贫血也较易发生，因此常规检查包括血常规和心电图。妊娠期肝内胆汁淤积症是孕中、晚期特有的并发症，临床上以皮肤瘙痒和胆汁酸浓度升高为特征，主要危害胎儿，使胎儿发病率和死亡率增高。该病对妊娠最大的危害是发生难以预测的胎儿突然死亡，该风险与病情程度相关。妊娠期肝内胆汁淤积症的发病率为0.8%～12.0%，有明显的地域和种族差异。在妊娠期肝内胆汁淤积症高发地区，查胆淤也是这一时期的常规检查项目。此时应该做B超检查了解胎儿生长发育情况（晚发畸形的筛查）以及胎位、胎盘及羊水情况，包括胎心及脐血流是否正常。

（二）孕34周：胎心电子监护

除常规产前检查以外，还应做胎心电子监护（简称胎监）。胎心电子监护可以连续观察并记录胎心率的动态变化，也可了解胎心与胎动及宫缩之间的关系，估计胎儿宫内情况。对于没有高危因素的孕妇，一般从孕34周开始做胎心电子监护。

（三）孕36～37周的检查

此时胎儿发育已基本成熟，随时可能分娩，因此除常规产前检查以外，应由医师评估孕妇及胎儿的具体情况，共同讨论分娩方式；同时可以在助产士门诊进行产前指导，通过超声了解胎儿大小、羊水、胎盘等情况。

（四）适时终止妊娠

在计算预产期时已包括合理误差，提前三周或推迟两周都是正常的，不必过于着急。各种合并症、并发症孕妇的分娩时机不同，需由医师判断决定。过期产儿综合征病情严重，预后不良，因而其预防非常重要。因此，接近或超过孕42

周时，孕妇应及时就诊。医师会根据实际情况决定终止妊娠的方案，如引产或剖宫产等。孕妇应遵照医嘱定期进行产前检查，及时入院。

孕晚期是孕期的最后阶段，也是各种并发症、合并症的高发阶段。此时应特别关注以下情况：妊娠期高血压疾病、产前出血、胎儿生长受限、早产、胎膜早破、多胎妊娠的照护、妊娠期肝内胆汁淤积症、巨大儿、过期妊娠等。

（五）分娩方式

自然分娩是人类繁衍后代的一种自然生理过程。孕妇和胎儿都具有潜力能主动参与并完成分娩过程，对于身体健康、年龄适宜、正常足月妊娠的女性来说，阴道分娩是瓜熟蒂落、水到渠成的事。剖宫产是产科领域的重要进步，挽救了很多母儿的性命。第一次发生在 1610 年，当时外科医师特劳特曼（Trautmann）和顾斯（Gusth）第一次实行了剖宫产，但产妇于术后 25 天死亡。经阴道分娩后产妇能迅速康复，新生儿能更好地适应外界环境。剖宫产是经腹切开子宫取出胎儿的手术，只适用于那些因为各种原因经阴道分娩母儿有危险的孕妇。剖宫产产妇术中出血、术后血栓形成率、再次妊娠发生前置胎盘和子宫破裂的概率远高于经阴道分娩的产妇；同时剖宫产新生儿并发呼吸系统功能异常及发生弱视的概率高于阴道分娩新生儿，其抵抗力远低于阴道分娩新生儿。无医学指证行剖宫产不但不能降低围生儿的死亡率，反而增加了剖宫产术后发病率及产妇死亡率，因此不主张无医学指证行剖宫产。

三、孕晚期自我监护胎动

胎儿约在孕 8 周就会开始运动，此时脊柱亦开始有细微的小动作，这个时候孕妇是无法察知的。但是孕 16 周以后完全发育的四肢就会活跃地运动，这个时候孕妇是可以感觉到的，孕 28～32 周是胎动最活跃的时候，通常孕妇的肚子会被胎儿弄得波浪起伏，自孕 32 周以后，胎动就会逐渐减少，不是胎儿不想动，是此时子宫的空间都被胎儿占据了，留给胎儿运动的空间有限，运动受阻。孕 28 周后胎儿的大脑是非常活跃的，大脑皮层表面开始出现一些特有的沟回，脑组织快速增长。这时胎儿活动也会出现比较明显的规律。通常胎动集中在孕妇晚上睡觉之前、吃饭之后、洗澡的时候以及对着肚子说话、听音乐等时候，因为这个时候孕妇会很放松感觉宝宝的运动，特别是吃饭之后，孕妇体内血糖增高，宝宝也会有力气运动。应该每天做胎动记录，监测胎儿情况。

胎动计数方法：首先孕妇安静休息，可以选择坐位或者侧卧位。静下心来就可以感受到宝宝的运动。每天早、中、晚各选宝宝爱动的时间数一小时胎动，胎儿连续动计算为 1 次胎动，一般间隔 3 分钟左右的胎动才计算为第 2 次胎动。将三次胎动计数相加并乘以 4，就是 12 小时胎动。大于或等于每小时 3 次，或者

12 小时大于 30 次胎动，表示胎儿宫内状况良好；如果 12 小时小于 10 次胎动，表示胎儿宫内危险了；如果 12 小时胎动介于 10～30 次，表示胎儿宫内状况可疑。当发现胎动异常时，应该及时到医院就诊。当然，胎动只是一种主观感觉，受到孕妇对胎动的敏感度、羊水量的多少、腹壁的厚度、服用镇静剂或硫酸镁等药物的影响。故在判断胎动这个信息时，应排除这些因素。胎动计数只能作为反映胎儿安危的一个标志。进入孕晚期后，胎动强度会逐渐减弱，孕妇应该注意的是胎儿胎动次数，而不是胎动强度。

四、孕晚期常见健康问题

（一）齿龈出血

孕妇胎盘会分泌大量的黄体素与性激素，使得口腔内牙龈软组织肿胀，导致孕妇牙龈较孕前更易出血或敏感，再加上怀孕时唾液的分泌量也跟着变多，因此，产生牙齿疾病的比例相对较高。孕期应注意口腔清洁，饭后及时漱口，出现不适应及时到口腔科进行相应的检查和处理。

（二）腰背疼痛

在孕晚期部分孕妇常会感到腰背疼痛，这是因为随着妊娠月份的增加，孕妇的腹部逐渐突出，使身体的重心向前移，为了保持身体的平衡，在站立和行走时常采用双腿分开、上身后仰的姿势。这就使背部及腰部的肌肉常处在紧张的状态。此外，孕期脊柱、骨关节的韧带松弛，增大的子宫对腰部神经的压迫，也是造成腰背疼痛的原因。

处理方法：为了预防和减轻腰背疼痛，应在孕早期就坚持做散步等适当的运动，以加强腰背部的柔韧度。另外，还要注意保暖，睡硬床垫，穿轻便的低跟软鞋行走，还可对局部酸痛的部位进行轻柔的按摩或伸开双臂做深呼吸。应注意避免拿重的东西、长时间保持某一姿势及腰背部受凉等，这些均可以加重疼痛。

（三）耻骨联合处的疼痛

正常的左右两块耻骨间有 4 mm 的间隙，随着怀孕周数的增加，体内雌激素水平增高及胎头入盆，孕妇耻骨联合处出现分离而导致疼痛，即为耻骨疼痛。一般产后 2～4 周可以恢复，极个别产妇半年恢复。大部分人不需医疗干预。

处理方法：为了预防或减轻耻骨联合处的疼痛，准妈妈要重视孕期检查，定期了解耻骨分离的具体情况。加强体育锻炼，经常进行适宜的伸展大腿运动，增强肌肉与韧带的张力和耐受力。注意适当休息。当孕晚期耻骨联合处分离较大时，应适当减少不适宜的活动。造成行走困难时，准妈妈就必须卧床休息。

（四）先兆临产的信号

分娩发动前，出现预示不久即将临产的症状，称为先兆临产。假临产、胎儿下降感、见红是分娩即将开始的比较可靠的征象。假临产又称假阵缩。在孕晚期，子宫出现不规律收缩，即所谓的 Braxtion－Hicks 收缩。随着妊娠的进展，这种不规律收缩的频率增多，而且逐渐被孕妇感知。假阵缩的特点：宫缩间隔时间不规律；强度不大，只感到下腹部有轻微胀痛；持续时间也不恒定，一般不超过 30 秒；不伴有宫颈缩短和宫口扩张，并可被镇静药缓解。假阵缩是正常的生理现象，有助于宫颈的成熟，并为分娩发动做准备。但过频的假阵缩可以干扰孕妇休息，使孕妇在临产前疲惫不堪。这种现象在精神紧张的初产妇比较多见。

胎儿下降感又称为释重感或轻快感。轻快感的产生是由于胎儿的先露部下降衔接，以及羊水量减少，造成子宫底位置下降，使子宫对膈肌的压力减轻。此时，孕妇自觉呼吸较以前轻快，上腹部比较舒适，食欲改善。与此同时，在孕期的水潴留开始减轻。由于胎头下降压迫膀胱，所以常有尿频的症状。轻快感在初产妇较经产妇明显。

在接近分娩时，部分产妇可见阴道有少量的血性分泌物排出，称为见红，有时还可以同时排出黏液栓。这是由于在接近分娩时，子宫下段形成，宫颈已成熟，在宫颈内口附近的胎膜与子宫壁分离，毛细血管破裂。宫颈黏液栓排出则是宫颈开始扩张的信号。见红是分娩即将开始的可靠征象，大多数产妇在见红后 24～48 小时内产程发动。见红的出血量很少，如超过月经量应考虑有无孕晚期出血，如前置胎盘等。

（五）住院

孕妇在孕晚期出现以下情况，须立即到医院检查诊治：小腹坠胀、尿频、10 分钟宫缩 2 或 3 次（每次宫缩 30 秒以上）、阴道流水或出血、下肢水肿甚至全身水肿、头痛眼花、呕吐、血压升高、孕 37 周前出现有规律或无规律的宫缩、各种不适、胎动异常（增多或者减少）。各种疾病需根据控制情况决定住院时机。

五、第三个心理妊娠期——期待分娩

由于孕晚期不适增加易使孕妇心烦和易激怒，加上对孩子出生的期盼，对即将面临的分娩感到恐惧、紧张、焦虑等，孕妇容易情绪不稳定，精神上感到压抑。各种焦虑使孕妇睡眠不足，对丈夫陪伴和亲人的依赖心理增加。

此时应让孕妇了解分娩原理及有关科学知识，参加分娩前的有关训练。这样有助于减轻心理压力，解除思想负担以及做好孕期保健，及时发现并诊治各类异常情况等。孕妇应稳定情绪，保持心绪平和，安心等待分娩时刻的到来。除非医师建议，否则不要提前入院等待。做好分娩准备，包括孕晚期的健康检查、心理上的准备和物质上的准备。准备的过程也是对准妈妈的安慰，可以稳定情绪。孕晚期，特别是临近预产期时，准爸爸应做好准备，应陪伴孕妇一起学习并掌握与分娩有关的知识，宽容谅解孕妇，使其心中有所依托。

孕晚期常见问题解答

1. 孕晚期可以正常运动吗?

鼓励正常孕妇孕晚期照常活动。最好每天都能保持一定的运动量，增加血液循环，加强心肺功能。散步是一项非常适合准妈妈的运动，还可以帮助胎儿下降入盆，松弛骨盆韧带，为分娩做好准备。此外还可以选择孕妇体操、下蹲运动、快步走、慢跑、爬楼梯等其他有氧运动。在选择运动形式时，要根据准妈妈自己的身体状况以及对运动的熟练程度、运动时的环境、运动的时间等综合考虑，量力而行，切记不能过度疲劳。准妈妈可与医师商定自己选择何种运动最好。

2. 孕晚期可以上班吗?

身体健康的孕妇是可以参加正常工作的。但是要避免重体力劳动，如果工作压力太大，孕晚期应适当减少工作量。

3. 孕晚期可以游泳或者过性生活吗?

不可以。孕晚期做类似活动会增加胎膜早破或者感染的机会。

第五节　分娩期及产褥期生活方式指南

一、产程

产程是指妇女生产分娩婴儿的全过程。分娩能否顺利完成，取决于产力、产道、胎儿和产妇的精神心理因素这四个基本要素。四个要素中任何一个不正常，都会对产程产生不利影响。只有四个要素相互协调，才能顺利完成分娩过程。

（一）产力

产力即将胎儿及其附属物从子宫内逼出的力量，包括子宫收缩力（简称宫缩）、腹壁肌及膈肌收缩力（统称腹压）和肛提肌收缩力。这三种力量共同形成产力。

宫缩是临产后的主要产力，贯穿于分娩全过程。临产后的宫缩能使宫颈管短缩消失、宫口扩张、先露下降和胎盘娩出。其特点如下：

（1）节律性。宫缩的节律性是临产的重要标志。正常宫缩是宫体肌不随意、有规律的阵发性收缩并伴有疼痛。宫缩强度随产程进展逐渐增加，每次阵缩由弱渐强（进行期），维持一定时间（极期），随后由强渐弱（退行期），直至消失进入间歇期。间歇期子宫肌肉松弛。随着产程进展，宫缩持续时间渐长，间歇期渐短。宫缩如此反复出现，直至分娩全过程结束。

（2）对称性。正常宫缩起自两侧宫角部（受起搏点控制），以微波形式均匀协调地向宫底中线集中，左右对称，再以每秒约 2 cm 的速度向子宫下段扩散，约在 15 秒内扩展至整个子宫。

（3）极性。宫缩以宫底部最强、最持久，向下逐渐减弱。宫底部收缩力的强度几乎是子宫下段的 2 倍。

（4）缩复作用。宫体部平滑肌为收缩段。每当收缩时，肌纤维缩短变宽，收缩后肌纤维不能恢复到原来长度，经过反复收缩，肌纤维越来越短，称为缩复作用。缩复作用能使宫腔容积渐渐缩小，迫使胎儿先露部下降及宫颈管逐渐短缩直至消失。

腹壁肌及膈肌收缩使腹内压增高，促使胎儿娩出。当宫口开全后，胎儿先露部已降至阴道。每当宫缩时，前羊膜囊或胎儿先露部压迫骨盆底组织及直肠，反射性地引起排便动作。过早加腹压易使产妇疲劳和造成宫颈水肿，致使产程延长。腹压在第三产程可促使已剥离的胎盘娩出。

肛提肌收缩力协助胎儿先露部在盆腔进行内旋转。胎头枕部露于耻骨弓下时，能协助胎头仰伸及娩出。当胎盘降至阴道时能协助胎盘娩出。

（二）产道

产道是胎儿娩出的通道，分为骨产道与软产道两部分。骨盆是产道的主要构成部分，其大小和形状与分娩的难易有直接关系。骨盆结构形态异常，或径线较正常者短，称为骨盆狭窄。产道正常而胎儿过大，因相对头盆不称而引起的难产，其临床表现及处理与骨盆狭窄相同。一般医师会在孕晚期产前检查时、入院后或者临产后进行骨盆内外测量，以了解骨盆的大小及形态，对孕妇是否能够自然分娩做出评估。如果骨盆各径线测量值正常且骨盆形态正常，正常大小、正常胎位的胎儿，大多数是能够顺利分娩的。反之，如果孕妇的骨盆狭窄、太小不对称、有畸形等，即使测量数值正常，也会影响胎儿通过产道造成难产。对于这种情况，医师会建议孕妇做好剖宫产的准备。

软产道是由子宫下段、宫颈、阴道及骨盆底软组织构成的管道。子宫下段由非孕时长约 1 cm 的子宫峡部形成。临产后的规律宫缩进一步使子宫下段拉长达 7～10 cm，由于子宫肌纤维的缩复作用，子宫上段的肌壁越来越厚，子宫下段的肌壁被牵拉越来越薄。由于子宫上下段的肌壁厚薄不同，在两者间的子宫内面有一环状隆起，称为生理缩复环。

临产前的宫颈管长 2～3 cm，临产后宫颈内口向上、向外扩张，宫颈管呈漏斗形，随后宫颈管逐渐变短直至消失，成为子宫下段的一部分。初产妇多是宫颈管先消失，宫颈外口后扩张；经产妇则多是宫颈管消失与宫颈外口扩张同时进行。临产前，初产妇的宫颈外口仅容一指尖，经产妇则能容纳一指。临产后，宫口扩张主要是子宫收缩及缩复作用向上牵拉的结果。随着产程进展，宫口开全（10 cm）时，妊娠足月的胎头方能通过。

破膜后胎儿先露部下降直接压迫骨盆底，阴道黏膜皱襞展平使腔道加宽。肛提肌使 5 cm 厚的会阴体变成 2～4 mm 薄的组织。临产后，会阴体虽能承受一定压力，但分娩时若保护不当，也容易造成会阴裂伤。

（三）胎儿

胎方位是胎儿先露部指示点与母体骨盆的关系，简称胎位。枕先露以枕骨、面先露以颏骨、臀先露以骶骨、肩先露以肩胛骨为指示点。足月胎儿中头位最多，为正常胎位，占 95%～96%，臀位很少，仅占 3%～4%，剩下来不到 1%的横产式，又叫横位。臀位和横位都是异常胎位，不利于分娩。

正常大小的胎儿可以通过正常骨盆而顺利分娩。如果胎儿的体重超过4000 g（医学上称为巨大儿），母体的难产率会大大增加。巨大儿的头比较大，胎头就可能“搁浅”在骨盆入口处，难以通过骨盆而不得不行剖宫产。如果巨大儿身体比较胖，虽然能勉强通过骨盆，但是产妇分娩时要花九牛二虎之力，最后可能不得不用产钳或胎头吸引器助娩胎儿。如果胎儿的肩部脂肪较多，肩部特别宽，就可能发生肩难产。巨大儿的产生与孕妇营养补充过多、脂肪摄入过多、身体锻炼偏少有关。孕妇患有糖尿病，胎儿的血糖也会持续增高，并刺激胎儿胰腺分泌过多的胰岛素，这就势必造成脂肪、蛋白质和糖原在胎儿体内蓄积过多，从而导致胎儿肥胖。所以为了控制新生儿的体重，孕妇应当控制体重，适当运动。

二、分娩期指导

分娩是一个正常、自然、健康的过程，孕妇和胎儿完全具有完成分娩的能力。随着人们生活水平的提高，加上国家政策支持，绝大部分孕妇选择住院分娩。已有大量的统计资料表明：非住院分娩的孕妇死亡率、新生儿死亡率大大高于住院分娩者。因此，为了母婴安全，应选择有产科执业资质的正规产科医疗保健机构进行住院分娩。

绝大多数孕妇在妊娠足月后都能经阴道自然分娩，只有在不具备分娩条件或者母儿生命安全受到威胁时，才需要采用剖宫产手术。剖宫产毕竟是一种外科手术，需要在麻醉下进行，选择剖宫产首先要承担麻醉的风险，可能在术中、术后发生麻醉并发症或麻醉意外，使母亲和胎儿的安全受到影响。剖宫产也可能发生近期的并发症，如产后出血、子宫切口撕裂、子宫邻近器官损伤、新生儿窒息等，还可能出现远期并发症，如切口感染、晚期产后出血、再次妊娠发生前置胎盘或者胎盘植入等。所以，孕妇应在医师的指导下选择分娩方式。

三、分娩期的心理变化

分娩虽然说是一种生理现象，但对于孕妇来说是一种强烈的应激活动。分娩可以产生生理上的应激，也可以产生精神上的应激。孕妇的精神心理因素能够影响身体内部的平衡和健康。现阶段我国的产妇多为初产妇，没有生育经验，怕痛、怕出血、怕难产，担心胎儿有畸形，存在担心、害怕、焦虑、恐惧等不安的情绪，心理负担较重。有人统计，分娩期孕妇有恐惧感的占 98%，在住院期间有心理负担的占 82%，100%的孕妇希望有家属陪伴在身边。而焦虑、恐惧等会使人体内分泌发生变化，导致胎儿宫内缺氧、产力减弱、宫口扩张缓慢等，最终使难产率增加。因此，孕期针对孕妇这些心理变化采取相应的措施很有必要。孕妇应在孕期多了解一些分娩的科普知识，可通过网络、相关科普读物等进行了解，多参加一些由妇幼保健机构举办的孕妇学校培训，与医务人员保持良好的沟通，对孕期体重进行良好的控制，树立自然分娩的信心。

四、产褥期的生理变化

产褥期是指分娩结束到产妇全身各器官（除乳腺外）逐渐恢复到未孕状态所需的时间，一般为 6 周。产褥期最大的变化是子宫复旧，分娩结束时子宫底位于脐和耻骨联合之间或稍高处，产后子宫底高度每天下降 1～2 cm，至产后 2 周，子宫缩入盆腔，产后 6 周左右，除乳腺以外，其他器官包括子宫均恢复到正常非孕期状态。产后红色恶露持续 3～4 天，淡红色恶露持续 10 天左右，白色恶露持续 3 周左右。产褥期阴道壁肌张力逐渐恢复，阴道腔逐渐缩小，盆底肌肉组织开始逐渐恢复。

五、产褥期指导

产褥期是产妇恢复和新生儿开始独立生活的阶段。产妇分娩时有较大的精力和体力的消耗，抵抗力有所减弱。这期间产妇不仅要适应全身各器官发生的明显变化，还要负担起哺育婴儿的重任。产褥期的健康生活方式是保证妇女以后身心健康的关键。

（一）产褥期卫生指导

为了预防感染和有利于健康，产后休养环境要安静、舒适、清洁，保持空气流动。产妇要注意个人卫生，勤洗手、洗澡、换衣裤，特别要注意保持外阴清洁。若是自然分娩，产妇体质许可，一般可于产后开始洗澡，洗澡应采用淋浴，而不应采用盆浴；若是剖宫产，则应待腹部伤口愈合后（一般7～10天）再进行淋浴，此前可身体擦浴及洗头。洗澡时室温要保持在34～36℃，水温要适宜，保持在45℃左右，浴后要迅速擦干，衣服要穿好，防止受凉。洗澡不宜过热或者时间过长。产褥期为了补充营养，促进体力恢复，就餐次数较多，会有大量的食物残渣留在口腔内，在细菌的作用下，发酵变成酸性物质，腐蚀牙齿，使牙周炎等的发病率大大增加，因此产妇要坚持刷牙。

产后康复操有利于恢复精力和消除疲劳，也有利于恢复盆底和腹部肌肉的功能。

（二）母乳喂养的好处

母乳是婴儿的第一天然食品，母乳是婴儿健康生长和发育的理想食物。根据世界卫生组织的推荐，为了实现最佳生长、发育和健康，婴儿在生命的最初6个月应完全接受母乳喂养，即仅食用母乳。完全母乳喂养界定为不喂给除母乳之外的任何食物或饮料，甚至不喂水。但是，允许婴儿服用滴剂和糖浆（维生素、矿物质和药物）。建议婴儿在6个月大时（180天）开始接受除母乳之外的补充食物。食物应当是适当的，也就是说，应当提供足够的能量、蛋白质和微量元素以满足生长的需求。应当以安全的方式制备和喂给食物以便尽量减少污染的危险。

母乳的优点不胜枚举：营养丰富，易于消化吸收，蛋白质、脂肪、糖三大营养素比例适当，适合6个月以下婴儿的生长发育；母乳矿物质含量低，缓冲力小，对胃酸中和作用弱，有利于消化；肾溶质负荷低，有利于保护肾功能；母乳中富含SIgA（分泌型免疫球蛋白A）、乳铁蛋白、双歧因子、溶菌酶等免疫因子，可以预防婴儿肠道感染性疾病的发生；母乳还含有促进大脑发育的牛磺酸、促进组织发育的核苷酸、增强视力的DHA等。母乳安全、干净、无毒，无任何副作用，是婴儿的“安全粮仓”。婴儿出生后，吸吮妈妈乳房时，首先接触到的是妈妈乳头上需要氧气才能生存的需氧菌，继之是乳管内的不需要氧气也能存活的厌氧菌，然后才能吸吮到乳汁。生理上，母乳喂养是先喂细菌再喂乳汁的过程，这个过程能够促进婴儿肠道正常菌群的建立，不仅有利于母乳的消化吸收，而且能够促进免疫系统成熟，预防过敏的发生。母乳喂养可大大降低和减少婴儿的各种过敏现象的发生。母乳有利于婴儿感觉和认知的发育，并且防止婴儿患传染病和慢性病。母乳喂养也可以降低婴儿腹泻或肺炎等常见儿童期疾病的死亡率，并且帮助婴儿在患病以后快速康复。

母乳喂养除了可以促进母子感情，有利于婴儿的健康成长，还可以刺激子宫收缩，减少阴道出血，预防产妇产后出血及贫血，促进产妇早日康复，并有助于推迟再妊期等。母乳喂养可减少女性患卵巢癌、乳腺癌的概率。已有科学家经过调查、统计和分析发现，将母乳喂养和非母乳喂养的新妈妈进行比对，母乳喂养的新妈妈患卵巢癌、乳腺癌的概率要大大低于非母乳喂养的新妈妈。研究表明，母乳喂养的时间长短是影响妇女乳腺癌发病的重要因素，甚至超过了遗传因素。这项研究发现，妇女如果对自己的每个孩子母乳喂养超过六个月，就可以降低患乳腺癌的概率，即使她们有乳腺癌的家族病史。母乳喂养的女性与非母乳喂养的女性相比，减肥速度更快，效果更显著。

（三）母乳喂养的方法

1．孕前积极进行乳房保养

从孕中、晚期开始，注意清洗乳头、乳晕，并在清洗后的乳头及乳晕上涂一层油脂，以使乳房皮肤逐渐坚韧；轻轻用指腹在乳房周围以画圈方式进行按摩；穿宽松的胸罩，防止过紧使乳腺发育不良及胸罩上的纤毛阻塞乳腺管；及早向医师请教矫正内陷或扁平乳头的有效方法。

2．分娩后尽早给婴儿开奶

按照世界卫生组织和联合国儿童基金会的新规定，产后 1 小时内尽可能给婴儿开奶。新生儿与妈妈同室，以便以不定时、不定量的哺乳原则按需喂养，使婴儿得到最珍贵的初乳。虽然妈妈可能身心疲惫，乳房也不感到胀，但一定要及早让婴儿吸吮乳房，以免失去最佳时机。

3．按需哺乳

一开始不必硬性规定喂母乳的次数、间隔和喂奶量，每当婴儿啼哭或觉得该喂了就抱起喂母乳，婴儿能吃多少就吃多少，这样可使妈妈体内的催乳素分泌增多，从而使泌乳量增加，并且还可预防乳腺炎，避免影响婴儿吃母乳。如果妈妈身体虚弱或伤口疼痛，可以采用侧卧位喂奶，但日后不宜经常躺着给婴儿喂奶，否则会影响婴儿下颌发育，日后引起畸形。

4．注意正确的喂奶姿势

帮助婴儿含吸住乳头及乳晕的大部分，这样可以有效地刺激泌乳反射，使婴儿能够较容易地吃到乳汁；同时注意不要留有空隙，以防空气乘虚而入。用奶瓶喂时，也应让奶汁完全充满奶头。喂完奶后，最好让婴儿趴在大人肩上，用手轻拍婴儿后背，拍出嗝来再把婴儿放下。婴儿放下后头最好偏向一侧，这样即便吐奶也不容易呛咳，避免呕吐物吸入气管。

5．产妇注意科学合理地摄取丰富的营养

要想乳汁分泌旺盛并营养优良，妈妈的热能及营养素的需要则应增加，所以每日应多吃几餐，以 4 或 5 餐较为适合，可以适当喝一些汤类，在两餐之间最好饮水。如果少奶或无奶，千万不要轻易放弃，不妨请医师推荐一些催乳特餐或药膳。但并非进食得越多越好，因为在坐月子时卧床时间多而活动减少，摄入的却主要是高热量的食物，如果摄入太多，不仅不能增加泌乳量，反而会造成胃肠不适而使乳汁减少。

六、产褥期常见健康问题

（一）产后出血

产后出血的主要原因有子宫收缩乏力、胎盘因素、产道损伤和凝血功能障碍等，最常见的原因是子宫收缩乏力，多胎妊娠、胎儿大、产程延长的产妇更要提高警惕。住院期间有医师和护士观察出血情况，出院回家后要每天观察出血是否在逐渐减少，有的产后出血可发生在产后10天左右，甚至1个月以后。腹部按摩子宫、口服益母草冲剂等有助于子宫收缩恢复。产褥期只要出血量超过月经量就要到医院检查。

（二）产后宫缩痛

在产褥早期因子宫收缩引起下腹部阵发性剧烈疼痛，称为产后宫缩痛。产后宫缩痛于产后1～2天出现，持续2～3天后自然消失，多见于经产妇。子宫在疼痛时呈强直性收缩。哺乳时可反射性引起催产素分泌增多，使子宫收缩而疼痛加重，一般不需要特别处理。

（三）产后便秘

大多数产妇都有过不同程度的排便困难。产后便秘的主要原因：产妇在产后几日内卧床休息，活动减少，影响肠蠕动，不易排便；产妇在产后几日内的饮食单调，往往缺乏纤维素食物，尤其缺少粗纤维，进食少或进食高蛋白质食物多、蔬菜和水果少等，这就减少了对消化道的刺激作用，也使肠蠕动减弱，影响排便；有的产妇由于伤口疼痛，排便时不敢用力，造成大便干燥。

预防产后便秘的方法：一是产妇在分娩后应适当活动，不能长时间卧床，产后前两天应勤翻身，吃饭时应坐起来，要尽早下床活动。二是在饮食上要多喝汤、多饮水。每日进餐应适当配一定比例的杂粮，做到粗细粮搭配，力求主食多样化。在吃肉、蛋食物的同时，还要吃一些含纤维素多的新鲜蔬菜和水果。三是平时应保持精神愉快、心情舒畅，避免不良的精神刺激，因为不良的精神刺激可使胃酸分泌量下降，肠胃蠕动减慢。

（四）产褥期中暑

产褥期中暑指因高温闷热，产妇体内郁热不能及时散发，导致体温中枢调节失常，出现高热，水、电解质代谢紊乱和神经系统功能损害等一系列病变。一些旧风俗习惯要求产妇密闭在家中，由于住房矮小，室温过高，湿度很大，产妇出汗散热又受到严重阻碍，居室及身体所处的小环境呈高温、高湿状态，当体内热积蓄过度时引起高热，发生中暑。

产褥期中暑重在预防，破除旧风俗习惯，改变观念，保证居室的通风，避免室温过高。发生中暑时，要将产妇置于阴凉通风处，脱去过多的衣物。鼓励产妇多喝水，必要时尽快送医院治疗。

（五）产褥期乳腺炎

产褥期乳腺炎是产褥期的常见病，它常常继发于乳头皲裂、乳房过度充盈和乳腺管阻塞等。急性乳腺炎起病初期患者可感到乳房胀满、疼痛，哺乳时更甚，乳汁分泌不畅，乳房有肿块，皮肤微红，或伴有全身不适。严重者可出现高烧、寒战、全身无力、乳房跳痛等，有的可出现乳房脓肿。

产褥期乳腺炎重在预防。预防措施主要有：一是保持乳头清洁，从孕晚期开始，每天用清洁水或中性肥皂水擦洗乳头、乳晕。二是矫正先天乳头畸形，在孕晚期尽早矫正。可用吸奶器吸出乳头，每天 1 或 2 次，或行乳房按摩，或用手轻柔地牵拉等。三是避免乳汁淤积，一定要保持乳汁通畅，乳汁淤积是引发乳腺炎的重要因素。定时哺乳，每次将乳汁吸尽，如吸不尽，可用吸乳器吸出或按摩挤出，以使乳汁尽量排空。如乳汁过稠，容易发生凝乳阻塞乳管，要多进汤水饮食。四是注意饮食调理，宜食清淡而富有营养的食物，多食新鲜蔬菜和水果，如西红柿、丝瓜、黄瓜、鲜藕、橘子等，忌食辛辣、刺激、荤腥油腻之品。

（六）产后 42 天健康检查

到产后 42 天时，母婴都应该到当地医疗保健机构进行全面的健康检查，在产褥期有异常情况者应提前检查。产后 42 天健康检查的主要目的是了解全身和盆腔器官是否恢复到孕前状态、哺乳情况等。

第六节 孕期合理用药

在种种造成畸形儿或早产儿、生长迟缓儿的原因中，以孕期用药不当为主。药物可透过胎盘屏障直接作用于胎儿，也可通过母体生理间接产生作用。孕期用药不当可对胚胎造成损害，导致流产、致畸、生长发育迟缓以及视听缺陷、行为异常等，干扰胎儿发育。致畸又与药物的剂量、用药时间以及胎盘的通透性有关。

虽然孕妇用药有各种风险，但是孕期用药并不是完全有害无益的。比如说，孕期就需要及时补充叶酸，还应适时地补充维生素，这直接关系着孕妇以及胎儿的营养摄入是否达到标准需求。有时会出现这样的情况：一些比较严重的疾病其本身对孕妇以及胎儿的不利影响已经远远超过服用药物带来的不利影响，这时候就必须要两害相权取其轻，在医师的科学指导下，合理适度用药。

一、孕期用药分类

1979年，美国食品药品监督管理局（FDA）根据动物实验和临床实践经验将孕期用药分为A、B、C、D、X 5类。有些药物有两个不同的危险度等级，一个是常用剂量的等级，另一个是超常剂量的等级。

（一）A类药物

在设对照组的药物研究中，在怀孕前3个月的妇女未见到药物对胎儿产生危害的迹象（并且也没有在其后6个月具有危害性的证据），该类药物对胎儿的影响甚微。A类药物极少，维生素属于此类药物，如维生素B、维生素C等。但是，正常范围的维生素A是A类药物，而大剂量的维生素A，每日剂量2万IU，即可致畸，而成为X类药物。

（二）B类药物

在动物繁殖研究中（并未进行孕妇的对照研究），未见到药物对胎儿的不良影响；或在动物繁殖研究中发现药物有副作用，但这些副作用并未在设对照的、怀孕前3个月的妇女中得到证实（也没有在其后6个月具有危害性的证据）。B类药物亦不多，多数抗生素均属此类。

青霉素类除孕妇可能发生过敏反应外，在孕期用药，对胎儿影响极小。常用药有青霉素G、氨苄西林（氨苄青霉素）、羧苄西林（羧苄青霉素）、氯唑西林（邻氯青霉素）、苯唑西林（苯唑青霉素）、阿莫西林、美洛西林、阿洛西林、哌拉西林等。这些药物均属B类药物，毒性小，安全性高，对胎儿无致畸作用，可用于孕期感染患者。

头孢菌素类在临床广泛应用，孕期用药对胎儿的影响也是极小的。常用的有头孢唑林、头孢克洛、头孢氨苄、头孢拉定、头孢噻肟、头孢曲松（头孢三嗪）、头孢哌酮（先锋必）、头孢拉定（复达欣）、头孢孟多、头孢美唑等，以上均属B类药物，过敏反应率低，未发现致畸作用，安全性高，目前临床上已用到第三代。另外，林可霉素（洁霉素）、呋喃妥因、磷霉素及氨曲南均是B类药物，可安全地用于孕期。

大环内酯类在临床应用仍较多，有红霉素（B类药物）、阿奇霉素（B类药物）、螺旋霉素（C类药物）等，未发现对胎儿产生不良影响，口服吸收好，组织分布广，不易透过胎盘屏障，因此在孕期应用并无禁忌。依托红霉素（无味红霉素）虽属B类药物，但可导致肝内胆汁淤积症和肝脏受损，是孕期禁忌的药物。交沙霉素、罗红霉素、麦迪霉素等尚缺乏分类资料，应慎用。

甲硝唑是一种治疗滴虫病的药物，但它又是一种优良的治疗厌氧菌感染的药物。虽然在动物实验中，它对啮齿类动物可以致畸，不过对人类，长时间积累的大量临床资料证实，孕早期应用甲硝唑并未增加胎儿的致畸率。所以甲硝唑属于B类药物。

抗真菌药主要用于抗念珠菌，有克霉唑（B类药物）、制霉菌素（B类药物）、咪康唑（C类药物）。即使在孕早期用药，也尚未发现新生儿出生缺陷有增加的倾向。灰黄霉素（C类药物）常用于治疗皮肤、头发及指甲癣病，孕期一般不用，动物实验有骨骼畸形、眼缺陷、中枢神经功能障碍，曾有报道孕早期服用灰黄霉素发生连体双胎。

在常用的解热镇痛药中，吲哚美辛、双氯芬酸、布洛芬均属B类药物。但要注意的是，孕32周后，服用吲哚美辛有可能使胎儿发生动脉导管狭窄或闭锁，以致胎儿死亡。故孕32周后不应再服吲哚美辛。

在心血管系统药物中，洋地黄、地高辛及毛花苷均属B类药物。对胎儿有损害的肾上腺皮质激素类药物中的泼尼松也属B类药物。

（三）C类药物

动物研究证明药物对胎儿有危害性（致畸或胚胎死亡等），或尚无设对照组的妊娠妇女研究，或尚未对妊娠妇女及动物进行研究。本类药物只有在权衡对孕妇的益处大于对胎儿的危害之后，方可使用。C类药物是较多的。这一类药物或者问世时间不够长，或者较少在孕妇中应用，在孕早期对胎儿是否会造成损害尚无报道，故难以有比较确切的结论。C类药物的使用要谨慎，如果有替代药物则选用替代药物，否则在权衡利弊后，向患者或患者家属说明选用该药的理由。以结核病为例：由于在常用抗结核病药物中仅有乙胺丁醇一种B类药物，而异烟肼、利福平、利福霉素、对氨基水杨酸钠均属C类药物，而抗结核治疗往往数药联合治疗，故在孕期合并结核病者应在医师指导下使用。

喹诺酮类是20世纪80年代投入市场的抗生素，对泌尿系统感染有良好的治疗效果，在动物实验中发现可引起软骨坏死，虽未发现对胎儿有明显的骨损害，孕期仍应避免应用。此类药物有诺氟沙星、氧氟沙星、环丙沙星、依诺沙星、洛美沙星等，均为C类药物。曾有报道600余例在孕早期服用该药者，生出的婴儿在生长期有6例有腿部疼痛等，但不久后症状消失，无一留下后遗症，所以该资料的论点是本药仍然是安全的，但临床仍要等待更多的报道以证实其无害。

氯霉素属C类药物，能通过胎盘，胎儿组织中药物浓度高，未发现致畸作用，但抑制骨髓造血功能，导致不可逆的再生障碍性贫血，可引起新生儿灰婴综合征、胎儿死亡，孕中、晚期不应使用。万古霉素（C类药物）未发现致畸作用，但可引起胎儿耳中毒，使用时应特别谨慎。

磺胺嘧啶（B类药物）与胆红素竞争蛋白结合部分，使结合胆红素浓度降低，游离胆红素增多导致新生儿黄疸、高胆红素血症甚至核黄疸，孕中、晚期不应使用。复方新诺明（C类药物）与新生儿畸形率高可能有一定的相关性，孕期不应使用。

抗病毒药物大多属于C类药物，如阿昔洛韦。在自主神经系统药物中，拟胆碱药、抗胆碱药均属C类药物。拟肾上腺素药部分属C类药物，如肾上腺素、麻黄素、多巴胺等。降压药中甲基多巴、哌唑嗪及所有常用的血管扩张药，如酚安拉明、安拉唑林、戊四硝脂，均属C类药物。利尿剂中呋塞米、甘露醇均为C类药。在肾上腺皮质激素类药物中，倍他米松及地塞米松均属C类药。

（四）D类药物

有明确证据显示，D类药物对人类胎儿有危害性，尽管如此，孕妇用药后绝对有益（例如用该药物来挽救孕妇的生命，或治疗用其他较安全的药物无效的严重疾病）。由于已有实验和临床上的证据，D类药物在孕期特别是在孕早期尽可能不用。

20世纪60年代，曾广泛应用的四环素类药物有四环素、土霉素、金霉素、地美环素、米诺环素、多西环素等，以上均属D类药物，较易通过胎盘进入胎儿体内。孕早、中期应用具有明显致畸作用，导致胎儿四肢发育不良、婴儿牙釉质发育不全；孕晚期可引起暴发型肝功能衰竭、肾功能失调。故D类药物孕期禁用。

氨基糖苷类药物主要是对胎儿第8对脑神经及肾脏有毒性作用，孕期应尽量避免使用，如病情需要，确有使用指证，可在血药浓度监测条件下应用，且不可长期使用。此类药物有链霉素（D类药物）、庆大霉素（C类药物）、卡那霉素（D类药物）、阿米卡星（D类药物）、新霉素（D类药物）等。

抗肿瘤药物几乎都是D类药物，以氨甲蝶呤（Methotrexate，MTX）为例，在20世纪40年代末，人们就认识到在白血病合并妊娠者中应用MTX可以发生绒毛坏死而导致流产，所以在20世纪50年代初，Hertz等萌发了用MTX治疗绒毛膜癌的想法并获得成功。时至今日，MTX已广泛用于治疗与滋养细胞有关的疾病，如异位妊娠、胎盘植入等。其他抗肿瘤药物如顺铂、5－氟尿嘧啶等亦纷纷加入这个行列。抗肿瘤药物在孕期禁用。

镇痛药物小剂量使用是B类药物，大剂量使用则为D类药物，特别是长期使用对胎儿有害，主要表现是胎儿生长发育不良以及分娩后对药物的成瘾性（烦躁不安、啼哭等）。抗癫痫药中不少是D类药物，如扑痫酮、三甲双酮等都有致畸作用。要注意的是，癫痫病患者妊娠后本身的胎儿畸形率就比一般人群高，用抗癫痫药可以增加畸变率，特别是当几种抗癫痫药同时应用于难以控制的癫痫发作时则更增加胎儿的畸变率。这是诊治癫痫合并妊娠时必须向患者和家属交代清楚的。

在镇静药和催眠药中，地西泮、氯氮卓、甲丙氨酯及奥沙西泮（去甲羟基安定）都是D类药物。如孕妇在孕早期有失眠等症状，不能给予该类药物。在利尿剂中，氢氯噻嗪、依他尼酸、苄噻嗪均属D类药物，不宜在孕期使用。解热镇痛药中的阿司匹林、双水杨酸、水杨酸钠在小剂量使用时为C类药物，但长期大剂量服用甚至成瘾，则对胎儿不利而成为D类药物。

实际上，在各种药物中均有B类药物、C类药物、D类药物，人们可以尽量选择B类药物或C类药物而不用D类药物。

（五）X类药物

对动物和人类的药物研究或人类用药的经验表明，X类药物对胎儿有危害，而且孕妇应用这类药物无益，因此禁用于怀孕或可能怀孕的患者。在常用药物中此类药物并不多，但因致畸率高，对胎儿危害很大，孕前期及孕期禁用。此中最为出名的是沙利度胺（酞胺哌啶酮，Thalidomide），20世纪50年代末和60年代初在欧洲盟军驻地附近的妇女在孕早期服用此药以减轻妊娠反应，以后发现不少胎儿出生时上肢短小，下肢合并而呈海豹状（称为海豹样畸形），这是人们在较早时期所认识的X类药物。过去人们常用的性激素己烯雌酚，在20世纪50年代初曾被用以治疗先兆流产，结果发现子代的女性在6～26岁间可以发生阴道腺病或阴道透明细胞癌，其后果是严重的，故己烯雌酚属X类药物。这是药物致畸中两个著名的案例。

维生素A大剂量口服也可致畸，维生素A大剂量口服时是X类药物。维生素A的衍化物维甲酸是一种治疗皮肤疾病的药物，也是X类药物。常为人们忽视的是大量饮酒，如在孕早期大量饮酒，可以导致胎儿发育不良或畸形。因此，乙醇量少属D类药物，量多即归入X类药物。此外，镇静药中的氟西泮、氟硝西泮均属X类药物。抗肿瘤药氨基蝶呤也属X类药物。

二、孕期不宜服用的中药

水蛭、麝香、商陆、虻虫、牵牛、巴豆、牙皂、蜈蚣、莪术、三棱等毒性比较强，会造成流产、畸形等，孕期禁止使用。中草药作为有机物，它们所含的各种生物碱及化学成分十分复杂，有的可直接或间接影响胎儿的生长发育。因此怀孕的最初3个月内，除慎用西药外，中草药亦慎用，以免造成畸形。

三、中成药

禁用的中成药有小活络丸、大活络丸、牛黄解毒丸、牛黄清心丸、开胸顺气丸、复方当归注射液、十滴水、黑锡丹、苏合香丸、失笑散。慎用的中成药有防风通圣丸、上清丸、藿香正气丸。

四、普通感冒

普通感冒一般是病毒感染引起的，有自限性，一般1～2周即可自愈。大部分情况下，轻度感冒对胎儿影响不会很大，注意多休息、多饮水即可自愈，不宜擅自用药。但适当应用抗感冒药也是防止病情加重的重要措施。对于准妈妈来说，不要因噎废食，甚至患了重感冒，也因为担心胎儿的健康不用药，最后只会导致更危险的情况发生。轻度感冒时，可选择对孕妇比较安全的感冒冲剂等。不宜含服华素片，因为里面含有碘元素，可能对胎儿的发育有影响。

五、疫苗接种

由于孕期机体的免疫力较低，容易被细菌和病毒感染，所以在适当的时候可以接受一些必要的预防接种。切记！所有活性减毒疫苗都是孕妇禁用的！育龄女性在打完活性减毒疫苗3个月内应避孕。而其他非活性减毒疫苗则需经医师评估后，确认有必要接种时再接种。

破伤风类毒素和破伤风抗毒素这两种疫苗孕妇均可接种。长期未注射破伤风类毒素和百白破疫苗者，受外伤又可能感染破伤风杆菌时，应及时注射破伤风抗毒素以应急。无免疫力的孕妇应及时注射破伤风类毒素或百白破疫苗，以防止感染。注射破伤风类毒素，不仅使孕妇产生抗体，对新生儿也有保护作用。

狂犬病疫苗是灭活疫苗，孕妇可以接种。如孕妇被狗或其他动物咬伤，尤其是被疯狗等动物咬伤，应及时注射狂犬病疫苗。伤情严重者应立即注射狂犬病免疫球蛋白或抗狂犬病血清（每公斤体重40单位），然后再按程序（当天、第3天、第7天、第14天和第28天）注射狂犬病疫苗5针。

乙肝疫苗有两种：一种是血源疫苗，经严格消毒，不会传染，安全可靠；另一种是基因工程疫苗，不含有完整病毒，更安全。乙肝疫苗是灭活疫苗，没有感染乙肝病毒的孕妇可直接注射乙肝疫苗。已感染乙肝病毒（表面抗原阳性）的孕妇，不需要注射乙肝疫苗。如果是疑似感染者，可注射一针乙肝免疫球蛋白。表面抗原阴性者需连续注射乙肝疫苗3针。

乙脑疫苗属于灭活疫苗，孕妇可接种。在乙脑高发的8月至10月去乙脑病毒流行地区的孕妇，最好提前1～2个月注射乙脑疫苗，以产生足够的免疫力。

甲肝疫苗国外多用灭活疫苗，而国内目前应用的是活疫苗，孕妇最好不用。孕妇如受到或可能受到甲肝病毒感染，应马上注射丙种球蛋白。

麻疹疫苗为活疫苗，孕妇不宜使用。孕妇若有可能受感染，可立即注射丙种球蛋白。

风疹疫苗为活疫苗，孕妇禁用。因孕妇感染风疹病毒极易引起胎儿畸形，而且免疫球蛋白的预防效果又难以肯定，所以未患过风疹的孕妇，在孕早期如接触了风疹患者，最好由医师决定妊娠是否继续。

在流感流行期间，孕妇可接种流感疫苗。但应以孕中、晚期接种为宜，孕期前 12 周应避免接种。主要接种对象是患有慢性病的孕妇，以防孕妇患流感引起早产等。孕妇接种流感疫苗的另一好处是可使孩子出生后在半年内具有对流感的免疫力。

水痘疫苗、腮腺炎疫苗等病毒性活疫苗，以及口服脊髓灰质炎疫苗，百日咳疫苗等，孕妇禁用。

总之，孕妇需进行预防接种时，应听取当地专职防疫医师的意见，切莫擅自滥用，以确保安全，利于优生。

综上所述，孕期用药要注意以下几点：

其一，生育年龄的妇女用药时要注意月经是否过期，如过期需要查早孕，排除妊娠后方可用药。

其二，在孕期用药指证需明确，要尽量选择致畸作用小的药物，并尽量缩短用药时间，采用最低的有效剂量，尽量避免同时使用多种药物。若需要长期治疗，要考虑终止妊娠，治疗痊愈后再妊娠。

其三，分娩时用药应考虑到对新生儿的影响。要注意孕早期是胎儿各部分及器官分化的关键阶段，尽可能避免在此期用药。有些药物可对胎儿有影响，但可治疗危及孕妇健康及生命的疾病，应充分权衡利弊后使用。应根据病情随时调整用药，及时停药。

其四，临床医师要熟悉孕妇所用药物的不良反应，用药时应考虑到对母体和胎儿的影响。若孕妇误用这些药物，可结合胎次、年龄、用药剂量等，来决定是否终止妊娠。

第七节　家庭及情感支持

孕期由于激素及身体状态改变，孕妇的情绪、心理变化均会比较明显，此时家庭成员的支持对孕妇的健康心理建设尤为重要。孕期母体的状态改变不仅仅表现为机体自身改变，还可能通过内分泌等改变传递给胎儿，使其也能感受到母体的安危，形成反射性情绪。

一、抑郁

对大多数女性来说，孕期是一生中感觉最幸福的时期，然而事实上也有将近 10％的女性在孕期会感觉到程度不同的抑郁。孕期体内激素水平显著变化，可以影响大脑中调节情绪的神经传递素的变化。孕妇在孕 6～10 周时初次经历这些变化，当身体开始为分娩做准备时，会再次体验到这些变化。激素的变化将使孕妇比以往更容易感觉焦虑，为此陷入痛苦和失望的情绪中不能自拔。如果家族或个人既往有抑郁史，怀孕时就更容易患上孕期抑郁。怀孕后人际关系方面出现问题，是妇女在孕期抑郁的主要原因之一。

很多人对抑郁不陌生，但抑郁与一般的“不高兴”有着本质区别，它有明显的特征，综合起来有三大主要症状，就是情绪低落、思维迟缓和运动抑制。情绪低落就是高兴不起来，总是忧愁伤感，甚至悲观绝望。思维迟缓就是自觉脑子不好使，记不住事，思考问题困难。患者觉得脑子空空的、变笨了。运动抑制就是不爱活动，浑身发懒，走路缓慢，言语少等。严重者可能不吃不动，生活不能自理。本病易发生在怀孕具有一定危险性的孕妇、通过药物等手段怀孕的孕妇、有过流产经历的孕妇、生活有重大变动的孕妇、有过痛苦经历的孕妇。

（一）造成抑郁的原因

(1) 城市女性大多是初产妇，缺乏对生产的直接体验，从电视、报刊等媒体上又耳闻目睹了许多他人生产的痛苦经历，考虑到自己也将经历此过程，心中不免焦虑。

(2) 怕胎儿畸形。虽然做过多次检查，但检查毕竟是通过机器和各种化验，有些胎儿存在的健康问题不能查出。产妇对此产生焦虑，怕生个不健康的宝宝。

(3) 对胎儿性别的忧虑。城市人对生男生女大多能正确看待。但在人的潜意识里仍有某种对胎儿性别的好恶，有些人对生男生女比较在意。孕妇不知胎儿性别，心中不免打鼓。

(4) 患有妊娠期高血压疾病、妊娠合并心脏病等的产妇，由于自身健康存在问题，怕殃及胎儿，因此容易焦虑。

(5) 由于到孕晚期各种不适症状加重，如出现皮肤瘙痒、腹壁皮肤紧绷、水肿等，孕妇心中烦躁、易焦虑。

(6) 孕妇由于行动不便，整日闭门在家，注意力集中到种种消极因素上，加重焦虑。

(7) 孕妇担心孩子出生后，自己的职业受到影响或家庭经济压力加大，而产生焦虑。

(8) 怀孕后的女性往往最担心产后会失去怀孕前的一切，在丈夫那里“失宠”，还担心自己身材会变形。

(9) 中高收入女性在怀孕后马上辞退工作，原先充实的生活状态、明确的生活目标一下子就没了，人也变得很空虚，不做事情就东猜西想，猜想久了心理问题也就出来了。

孕期女性心理压力增大，在有合并症的情况下尤其明显。有研究表明，孕期抑郁患者的自发性流产、早产、小于胎龄儿、低出生体重儿风险增高。由于情绪对肾上腺－皮质轴的影响，孕期母体情绪低落、抑郁，将由内分泌改变传递给胎儿，在引起母体高血压、妊娠期糖尿病等的基础上，影响胎儿神经系统发育，甚至造成新生儿神经系统发育迟滞。

（二）处理方法

（1）孕妇尽量多做一些会使自己感觉愉快的事情，尽量使自己放松。照顾好自己，是孕育一个健康可爱宝宝的首要前提。要积极尝试以前没有做过的事情，要积极开辟新的生活园地，使自己的生活更充实。要与精力旺盛又有理想、有追求的人交往。

（2）保证每天有足够的时间和配偶在一起，并多保持亲昵的交流。尽可能使夫妻关系更加牢不可破，孩子降生后，有坚强的后盾，可以放心依靠。

（3）向爱人和朋友把情绪表达出来，说出对未来的恐惧和担忧，轻松而明确地说出自身的感觉。怀孕是非常时期，孕妇需要爱人和朋友的精神支持，只有当他们明了一切感受时，他们才能给予想要的支持和安慰。

（4）和压力做斗争，不要让生活充满挫败感。时时注意调整情绪。深呼吸，保证充足的睡眠，多做运动，注意营养。如果仍然时时感觉焦虑不安，可以考虑参加孕期瑜伽练习班，这种古老而温和的运动可以帮助孕妇保持心神安定。

（5）如果做了种种努力，但情况仍不见好转，或者发现自己已不能胜任日常工作，有伤害自己和他人的冲动，那么应该立即寻求医师的帮助，进行积极治疗，在医师的指导下服用一些对自身和胎儿没有不良反应的抗抑郁药物，也可以要求医师推荐一位这方面的医学专家或精神治疗专家，以免延误病情，给自己和胎儿带来不良后果。有的孕妇害怕去见精神治疗专家，认为这会使自己与精神病挂上钩。其实孕妇完全不必担心，应理智而客观地把它看作保证母亲和胎儿健康安全而采取的一项必要措施。

二、家庭暴力

有研究表明，在马里兰州，到产科门诊就诊的孕妇中有高达20%曾受到家庭暴力。最主要的原因包括配偶无生育意愿、近期有暴力行为史、酗酒、滥用成瘾药物等。而母体因素，如受教育程度、种族、婚姻状态、女方无生育意愿等仅为次要因素。遭受虐待的孕产妇更易产生严重的心理疾病，其吸烟、滥用成瘾药物的比例升高，早产儿和低出生体重儿的风险更高，更容易感染，通常也无法获得足够的产前保健。在发生家庭暴力的家庭中，新生儿及青少年可能较其他人群更容易受到虐待，若长期处于家庭暴力状态，可能导致其产生短期或长期的不良健康结果，包括躯体性及精神性创伤，从而造成其对社会、对自身的不自信，出现自杀等情况。另外，有研究表明，美国每年大约有30000名女性受到其配偶的性暴力，由此导致其中的10%需要医疗干预，非意愿妊娠是其原因之一。在遭受虐待的女性中，有40%表示不愿继续妊娠。同时由于性暴力的发生，女性孕期心理压力较大，约20%的孕早期女性合并绒毛膜羊膜炎。女性非安全性性交比例的升高也导致HIV/AIDS患病率升高，并且使患者更难以获得正规的抗病毒治疗。如何筛查家庭暴力尚无统一、行之有效的方法，但美国妇产科医师协会等团体或组织都在致力于发现家庭暴力，并对受害者进行帮扶。在我国，不论城市还是农村，据报道均有约20%的女性曾遭受不同程度的家庭暴力。因此，孕期对家庭成员的宣教尤为重要。

第三章　孕前和孕期营养管理

第一节　孕前营养管理

孕前女性良好的健康及营养状况是满足孕期及哺乳期营养需要的基本条件，对其子代胚胎期、胎儿期、新生儿及儿童期生长发育甚至成年后的健康起到关键作用。关注成年女性的营养健康，应该从孕前数年，甚至从青春期就开始，这样才能确保女性自身及其子代的健康，并保障后代的生产力、预期寿命和健康状况。

一、备孕妇女膳食指南解读

育龄妇女有计划地怀孕，夫妻双方进行必要的各方面准备，这是优生优育的重要前提条件。备孕妇女的营养状况直接关系着胚胎质量和新生儿的健康，并对产后妇女及其子代的健康产生短期和长期影响。身体状况良好、膳食合理、营养均衡是孕育新生命必需的物质基础。备孕妇女应接受健康体检、饮食和生活方式指导，达到最佳营养状况后再怀孕。

中国营养学会推荐的《备孕妇女膳食指南》在《一般人群膳食指南》的基础上补充了以下内容：①调整孕前体重至适宜水平；②常吃含铁丰富的食物，选用碘盐，孕前 3 个月开始补充叶酸；③禁烟酒，保持健康的生活方式。

（一）调整孕前体重至适宜水平

孕前 BMI 是孕期并发症、巨大儿、剖宫产等不良妊娠结局的独立影响因素之一。孕前消瘦或超重甚至肥胖的育龄妇女是产生不良妊娠结局的高危人群。备孕妇女应该通过调整生活方式、平衡膳食和适量运动来调整体重，尽量使 BMI 达到 18.5～23.9 的理想范围。

1. 体重过低

孕前体重过低（BMI<18.5）的女性能量储备不足，常常缺乏多种必需营养素（如铁、碘、维生素 A、维生素 B、叶酸、钙、锌），进而造成免疫系统功能

降低，易感染和患其他疾病。研究发现，体重过低且身高偏低的女性发生自发性流产、早产的风险增加。早产高危风险人群中，32％是孕前低体重女性。体重过低女性的子代更易发生低出生体重、胎儿生长受限、头围偏小、体型矮小等问题。所以，孕期营养不良对子代会造成近期和远期影响。低体重者可通过适当增加食物量和规律运动来增加体重，每天可有1或2次加餐，如每天增加牛奶200 ml，或粮谷（畜肉类）50 g，或蛋类（鱼类）75 g。

2. 肥胖（BMI≥28.0）

孕前肥胖与母儿不良妊娠结局密切相关。孕前肥胖女性的不孕风险、受孕失败和非计划妊娠比例都较孕前BMI正常女性高，妊娠期并发症、剖宫产、难产、巨大儿、大于胎龄儿的风险更高，且在产后易发生感染和血栓，其子代易发生新生儿出生缺陷、产伤，甚至死亡，成年后肥胖、糖代谢异常、慢性病的发生率高。建议肥胖女性孕前就开始减重，因为孕期过度节食会对胚胎产生不利影响。值得注意的是，肥胖女性虽然有能量摄入过多的问题，但也往往缺乏多种必需营养素。所以肥胖者应改变不良饮食习惯，减慢进食速度，避免过量进食，减少高能量、高脂肪、高糖食物的摄入，多选择低血糖指数（Glycemic Index，GI）、富含膳食纤维、营养素密度高的食物，同时应增加运动，推荐每天30～90分钟中等强度的体力活动，以每月体重降低1～2 kg的速度减重直至达标。

（二）常吃含铁丰富的食物，选用碘盐，孕前3个月开始补充叶酸

正常成年女性体内储存铁量为0.3～1.0 g，育龄妇女因生育和月经失血，体内铁储备往往不足，所以，育龄妇女是铁缺乏和缺铁性贫血的高危人群。孕前如果缺铁，孕期不关注或来不及补充铁可能导致早产、胎儿生长受限、低出生体重以及妊娠期缺铁性贫血。孕妇贫血导致胎儿肝脏储存的铁量不足，不仅影响婴儿早期血红蛋白合成、引起贫血，而且影响含铁酶（血红素）的合成，并影响脑内多巴胺 D_2 受体产生，对胎儿及新生儿的智力和行为发育产生不可逆的影响。因此，铁缺乏或缺铁性贫血的备孕妇女应纠正贫血后再怀孕，经常摄入含铁丰富、铁利用率高的动物性食物。动物血、肝脏及红肉中的铁含量及铁的吸收率均较高，一日三餐中应该有瘦畜肉50～100 g，每周摄入1次动物血或畜禽肝肾25～50 g。在摄入富含铁的畜肉或动物血和肝脏时，同时摄入含维生素C较多的蔬菜和水果，可提高膳食铁的吸收与利用。

碘是在体内通过转化为甲状腺激素发挥生理作用的特殊微量元素。人体内的碘主要储存在甲状腺，为8～15 mg，可维持机体2～3个月的需要。碘缺乏引起甲状腺激素合成减少，甲状腺功能减退，进而影响新陈代谢及蛋白质合成，并对儿童智力发育造成不可逆的损伤。为避免孕期碘缺乏对胎儿智力和体格发育产生不良影响，备孕妇女应选用碘盐。由于食物中普遍缺乏碘，选用加碘食盐可确保

有规律的碘摄入。我国现行食盐强化碘量为 25 mg/kg，碘的烹调损失率为 20%，按每日食盐摄入量 6 g 计算，可摄入碘约 120 μg/d，达到成人推荐量。考虑到孕期对碘的需要增加、碘缺乏对胎儿的严重危害及早孕反应会影响对食物和碘的摄入，建议备孕妇女除规律食用碘盐外，每周再摄入 1 次富含碘的食物，如海带、紫菜、贻贝（淡菜），以增加一定量的碘储备。

叶酸是一碳单位的主要供体之一，在同型半胱氨酸代谢、DNA 合成、甲基化等方面发挥重要的作用，与正常发育、健康维持以及多种疾病的风险有关，是细胞增殖、组织生长与机体发育不可缺少的微量营养素。叶酸缺乏可影响胚胎细胞增殖、分化，增加神经管缺陷、流产、早产的风险。天然食物中的叶酸是结构复杂的多谷氨酸叶酸，进入体内后必须分解出小分子的单谷氨酸叶酸，才能被小肠吸收，生物利用率约为 50%，而且由于对热、光和酸敏感，烹调加工的损失率可达 50%～90%。人工合成的叶酸补充剂为叶酸单体，稳定性好，肠道可直接吸收，空腹服用的生物利用率达 100%，与膳食混合后的生物利用率为 85%，是天然食物叶酸的 1.7 倍。因此，备孕妇女应从准备怀孕前 3 个月开始每天补充 400 μg叶酸，并持续整个孕期。有过神经管缺陷儿生育史和怀疑有叶酸缺乏的妇女，应在医师的指导下补充更大剂量的叶酸。

（三）禁烟酒，保持健康的生活方式

夫妻双方应共同为受孕进行充分的营养、身体和心理准备，保持良好的卫生习惯和健康的生活方式，纠正可能存在的营养缺乏和相关疾病，因为良好的身体状况和营养贮备是成功孕育新生命最重要的条件。健康的生活方式、均衡的营养、有规律的运动和锻炼、充足的睡眠、愉悦的心情等均有利于优孕优育。

1. 禁烟酒，讲卫生，规律作息

夫妻一方或双方经常饮酒、酗酒，可影响受孕和下一代的健康。酒精可导致内分泌紊乱，影响精子或卵子发育，造成精子或卵子畸形，受孕时形成异常受精卵；影响受精卵顺利着床和胚胎发育，受酒精损害的生殖细胞形成的胚胎往往发育不正常而导致流产；男性长期或大量饮酒，引起慢性或急性酒精中毒，精子数量减少、活力降低，畸形精子、死亡精子的比例升高，进而影响受孕和胚胎发育；酒精可通过胎盘进入胎儿血液，造成胎儿生长受限、中枢神经系统发育异常、智力低下等。烟草中的有害成分通过血液循环进入生殖系统，会直接或间接地产生毒性作用。怀孕前夫妻双方或一方经常吸烟可增加下一代发生畸形的风险，吸烟时间越长，畸形精子越多。停止吸烟半年后，精子方可恢复正常。因此，计划怀孕前 6 个月夫妻双方均应戒烟、禁酒，计划怀孕的妇女还应远离吸烟环境。应注意保持良好的卫生习惯，避免感染、炎症及接触有毒有害物质。保持规律作息，避免熬夜和过度劳累，保证充足的睡眠，保持愉悦心情，准备孕育新生命。

2. 检查身体，纠正营养缺乏，治疗疾病

运动可以避免超重和肥胖，保持健康体重；增强心肺功能，改善血液循环与呼吸系统及消化系统的功能，提高免疫力，增强机体的适应能力；调节人体紧张情绪，改善生理和心理状态，有助于睡眠。少动久坐的生活方式，可因能量消耗减少而使体内脂肪堆积，导致超重和肥胖，还可诱发颈椎病、腰椎病，也是心血管疾病、糖尿病等慢性病的危险因素。少动久坐的生活方式容易导致孕期增重过多，增加不良妊娠结局的风险。备孕妇女应坚持每天至少 30 分钟中等强度的运动，改变少动久坐的不良习惯，为受孕和妊娠的成功奠定基础。孕前接受健康的生活方式指导和干预有助于获得良好的妊娠结局，提高生育质量。母亲患牙周炎是早产和低出生体重儿的独立危险因素，其发生机制可能与牙菌斑中的致病厌氧菌及其代谢产生的细胞因子侵入胎盘有关。孕期干预治疗研究表明，孕期接受牙周炎治疗，改善牙周健康状况可降低早产和低出生体重儿的风险。准备怀孕的育龄妇女应坚持每天早晚两次有效刷牙和餐后漱口，及时清除牙菌斑，并应定期检查与治疗牙周病，以预防早产和低出生体重儿的发生。

总之，计划怀孕前夫妻双方均应进行健康体检，及时发现可能存在的疾病或营养缺乏，遵循平衡膳食原则，纠正可能的营养缺乏，积极治疗相关疾病，避免带病怀孕。

二、备孕期推荐摄入的各类营养素

（一）蛋白质

孕前摄入适宜的蛋白质是非常重要的，因为饮食中适宜的蛋白质与非蛋白质的比例对自身及子代的体质和远期的代谢健康都至关重要。蛋白质摄入过多或过少都可能造成胎儿生长受限。建议青少年及育龄女性每日摄入约 55 g 蛋白质，提供每日所需总能量（1800 kcal）的 12%。蛋白质所供能量建议不超过总能量的 25%。

（二）脂肪

脂肪在孕期女性的饮食结构中很重要。建议育龄女性每日摄入的脂肪所供能量占总能量的 15%～30%，应限制饱和脂肪和反式脂肪的摄入，推荐通过食用鱼油或深海鱼来获得长链多不饱和脂肪酸（Polyunsaturated Fatty Acids，PUFAs）。活动量大且以蔬菜、水果、豆类和全麦谷类为食物主体的女性，每日最多可摄入占总能量 35% 的脂肪，这样不会引起体重过度增长或增加慢性病的风险。PUFAs 对女性的精神和生理健康以及子代的大脑发育都很重要。人体有两类必需 PUFAs：亚油酸和 α- 亚麻酸，二者在体内可被转化为生理活性更高的长链 PUFAs。植物油富含亚油酸，而家禽、鱼类和蛋类富含 α- 亚麻酸。人体内亚油酸转化为花生四烯酸的过程是高效的，但 α- 亚麻酸不易向二十碳五烯酸、二十二碳六烯酸转化。所以建议女性最好从食物尤其是鱼类中直接补充二十碳五烯酸与二十二碳六烯酸。从饮食获得的 PUFAs 所供能量若占每日总能量的 6%～10%，则被认为是充足的。同时建议 ω-6 PUFAs 和 ω-3 PUFAs 所供能量分别占每日总能量的 5%～8% 与 1%～2%，从而实现两者的摄入平衡。西方饮食结构中 ω-6 PUFAs/ω-3 PUFAs 比值普遍过高（超过 10∶1），所以建议女性增加 ω-3 PUFAs（鱼类）的摄入并减少 ω-6 PUFAs（部分植物油）的摄入。虽然素食者摄入的饱和脂肪总量少，但是往往伴随二十碳五烯酸与二十二碳六烯酸的缺乏，故饮食中 ω-6 PUFAs/ω-3 PUFAs 的比值较高。因此，建议素食者增加富含 α-亚麻酸食物的摄入，如橄榄油、核桃等，减少其他含亚油酸的植物油的摄入。无论饮食习惯如何，加工食品中应限制或避免加入饱和脂肪、反式脂肪与 ω-6 PUFAs。

（三）碳水化合物

碳水化合物是机体能量的重要来源，提供脂肪、蛋白质供能外的所有能量，并维持机体肌肉及各器官的功能。摄入的碳水化合物的种类和数量会影响机体内的胰岛素作用和血糖水平，进而影响胰岛素抵抗的程度。血糖指数（GI）是指在进食标准定量下某种食物中碳水化合物引起血糖上升的水平。加工越精细，则食物的 GI 越高。健康的饮食要求摄入更多的低 GI 食物，即未经加工精炼的食物，如全麦谷物、未经加工的大米、豆类、坚果、乳制品等。高 GI 食物包括加工过的谷物（面粉、麦片、面包）、根茎类蔬菜、烤制食物、零食、饮料、熟香蕉等。

（四）纤维素

健康的饮食通常应摄入足量的富含纤维素的食物，如水果、蔬菜和全麦谷物。食物中的纤维素可影响肠道健康，并有利于调节餐后胰岛素反应。研究显示，纤维素的摄入有助于预防 2 型糖尿病、心血管疾病、脑卒中（中风）和某些癌症。富含纤维素的食物有麦麸、燕麦、大麦等。

（五）微量营养素

微量营养素包括叶酸、维生素 B_{12}、维生素 D、其他 B 族维生素及胆碱，以及铁、碘、钙、硒、锌等元素。

1. 叶酸

叶酸可预防女性巨幼红细胞贫血的发生，且有益于女性心血管健康和认知功能，对胎儿发育具有重要意义。女性孕前叶酸缺乏与胎儿神经管缺陷（Neural Tube Defects，NTDs）和其他先天性畸形的发生相关。因此，建议女性孕前需保证体内有一定的叶酸水平。而对于叶酸水平低的女性，孕后再补充叶酸已不能对预防 NTDs 发挥作用。

富含叶酸的食物包括豆类、绿叶蔬菜、柑橘类水果和果汁、添加了叶酸的燕麦，但仅通过饮食补充往往是不够的。人工合成叶酸较食物来源叶酸的生物效能更高，可作为营养素强化制剂。建议所有育龄女性每日摄入叶酸 400 μg。由于肥胖会影响叶酸在体内的分布，且肥胖是 NTDs 的独立危险因素，所以肥胖女性每日需要摄入更多的叶酸。如果女性既往有 NTDs 史或存在相关的危险因素（如 BMI>35），每日补充叶酸需达到 4000 μg。对于患有糖尿病或是接受抗惊厥治疗的女性，除了增加食物中叶酸的摄入，建议每日补充叶酸 5000 μg 至孕 12 周，之后可恢复常规剂量，即每日补充 400 μg。

2. 维生素 B_{12}

维生素 B_{12} 对女性维持正常的神经系统功能和红细胞合成具有重要作用。缺乏维生素 B_{12} 不仅会导致巨幼红细胞贫血，也会导致外周神经病变、神经精神异常等。维生素 B_{12} 协同叶酸可维持血中同型半胱氨酸的正常水平，有益于女性的心血管健康。但大量叶酸的摄入可掩盖维生素 B_{12} 缺乏的表现，所以建议女性在补充足量叶酸的同时，注意体内维生素 B_{12} 的水平。维生素 B_{12} 水平过低是发生 NTDs 的重要危险因素，故建议女性孕前必须保证摄入足量的维生素 B_{12}。正常情况下，饮食中的维生素 B_{12} 存贮于肝脏，所以除了长期摄入不足或吸收不良，机体一般很少会缺乏维生素 B_{12}。此外，维生素 B_{12} 仅来自动物食品（肉类与乳制品），严格素食的女性孕前建议每日补充 2.4 μg 维生素 B_{12}。肉类食物匮乏地区亦应格外注意补充维生素 B_{12}。

3. 维生素 D

维生素 D 对母体健康和胎儿发育有诸多关键作用。维生素 D 可通过调节体内钙元素的水平维持机体骨骼健康，也可影响机体的免疫系统及血糖水平。由于胎儿的维生素 D 完全来自母体，且孕期对维生素 D 的需求量增加，孕前必须保证并维持足量的维生素 D 水平。内源性维生素 D 的主要来源是皮肤经日照后合成。牛奶、橙汁、多脂鱼类、蛋黄、肝脏、奶酪等食物都含有维生素 D，但含量普遍偏低。食物摄入不足或日照少都会导致维生素 D 的缺乏。全球维生素 D 缺乏者多达 10 亿，育龄女性中这个问题尤其普遍。即使是在高收入国家，女性维生素 D 的摄入也可能不足。因此，建议女性孕前每日至少补充 400 U 维生素 D，但通过营养素制剂补充的效果不如日照作用下机体自身合成的维生素 D。素食者、深色皮肤者、阳光暴露较少者，应增加维生素 D 的补充剂量。

4. 其他 B 族维生素及胆碱

其他 B 族维生素对女性孕前的健康非常重要，可影响胎儿身体和大脑的发育。这些维生素广泛存在于各种食物中，故只要坚持多样化饮食，即可获得足够的B族维生素。但应注意的是，小麦和大米精加工后，已丢失大部分B族维生素，所以以精加工且未经营养素强化谷物为饮食主体的女性，有亚临床缺乏的风险。B族维生素常常同时缺乏，而不是仅缺乏其中的一种。

胆碱是支持细胞膜功能和神经传导的重要营养素，胆碱缺乏会导致器官功能异常。胆碱对胎儿生长发育尤其是脑发育至关重要。胆碱和叶酸、维生素 B_{12} 在生化反应中具有交互作用，叶酸缺乏时胆碱往往功能受限。孕前缺乏胆碱及维生素 B_{12} 会增加NTDs的风险。补充含有胆碱（每日约450 mg）的多种维生素合剂有益于维持女性机体的胆碱水平，但市场上现有的很多合剂中并不含有胆碱。

5. 铁

铁是造血的必需元素，在体内主要以氧合血红蛋白的形式存在。肌红蛋白中的铁可促进肌肉对氧的利用和储存。铁元素缺乏会导致贫血，从而影响女性的身体功能、工作能力和行为等。

铁元素缺乏是全球最普遍的营养问题。高收入国家女性缺铁的主要原因是经期失血和饮食摄入不足，低收入国家女性的铁元素缺乏更加普遍。疟疾会加重铁缺乏，因为疟疾破坏铁与血红蛋白的结合，但实际上这种影响可减少感染导致的营养物质的消耗，具有一定的保护意义。大多数女性缺铁是由于摄入不足、铁吸收不良和（或）月经失血。若女性孕前铁储备不足，怀孕时体内的铁元素储存会快速耗竭，进而造成某些严重的后果，如增加产后出血，甚至死亡的风险。因此，改善女性孕前体内铁营养状况是保障女性健康的重中之重。

血红素铁（血红蛋白与肌红蛋白中的铁，是最易被吸收的）的主要食物来源是肉类、家禽和鱼类，非血红素铁多来自谷物、豆类、深绿叶蔬菜和水果。饮食中摄入的铁以非血红素铁为主，吸收效率较差且易受肌醇六磷酸的影响。很多女性难以从食物中获得足量的铁以满足妊娠需要。在贫血发病率较高（>20%）的地区，建议所有女性月经初潮后间断补充铁元素，即每周补充60 mg铁元素并联合补充叶酸。需要注意的是，铁元素储备过量会增加女性患疟疾的风险，所以在疟疾发病率高的地区，补充铁元素的同时，需积极防治疟疾。

6. 碘

碘对维持正常的甲状腺功能至关重要。孕期女性对碘的需求有所增加。孕前碘元素储备不足的女性，孕期发生甲状腺功能失调的风险较高。由于胎儿大脑皮层在孕早期即开始发育，所以此时碘元素缺乏会导致子代神经系统发育迟缓。因此，需确保育龄女性机体内碘元素充足。

食物中碘元素的含量与当地土壤中碘元素的含量相关。部分欧洲地区、地中海东部地区、非洲、喜马拉雅地区、安第斯山脉及西太平洋地区碘缺乏较常见，但在其他一些地区，土壤中碘元素的含量较高，甚至达到有害剂量。海藻（如海带、海苔、裙带菜等）是富含碘元素的食物，但含量差异较大。在很多地区女性普遍应用加碘盐来补充碘元素，但在不易获得碘盐的地区，仍存在中度的碘元素缺乏，进而影响妊娠结局。

对女性进行孕前咨询时，应询问其食用加碘盐的情况，并告知其孕前及孕期保证足量碘元素摄入对维持甲状腺功能的重要性。对于碘元素摄入不足的育龄女性，建议其每日口服 150 μg 碘元素，或每年摄入 1 次碘油 400 mg。

7. 钙

钙对于维持女性的血管功能、肌肉收缩、神经传导和腺体激素分泌等都非常重要。钙元素在骨骼中储存，经动员成离子钙维持机体的正常生理功能。钙元素对维持骨骼的完整性和促进骨骼生长非常重要，尤其是对于青少年女性。骨骼在生长及成熟过程中，每日有 150 mg 的钙在体内沉积。孕期母亲动员骨骼系统中沉积的钙，以满足胎儿骨骼发育的需要，所以女性需在孕前摄入足够的钙以保证孕期胎儿的骨骼发育。钙元素摄入过低与妊娠期高血压疾病的发生密切相关。

有生物效能且可被吸收的钙主要来自乳制品，所以高收入国家（除日本）女性的钙元素摄入往往是充足的。而对于不易获得乳制品或饮食习惯中乳制品比例过低的女性，绿叶蔬菜、沙丁鱼/ 凤尾鱼、大豆制品和某些传统食物（如碱发玉米面、强化谷物）也可作为钙元素的食物来源。

建议女性孕前每日摄入 800～1000 mg 钙元素。青少年女性的摄入量需要达到推荐范围的上限值，某些情况下可通过营养素制剂进行补充。

8. 硒

硒对个体的生长发育和生育能力十分重要。含硒的蛋白质参与甲状腺激素的代谢，所以甲状腺功能对食物中摄入的硒元素敏感。硒元素缺乏会加剧碘元素缺乏导致的甲状腺功能异常。硒元素摄入不足还与不孕症相关。食物中硒元素的含量与地区土质相关。小麦中的硒元素含量较高。中国某些农村地区、大部分欧洲地区硒元素缺乏较普遍。建议所有青春期及非孕期女性每日摄入 55～65 μg 硒元素。

9. 锌

锌元素在孕前十分重要，其有利于维持女性良好的生育功能和免疫功能。近期研究提示，锌元素可影响机体生长发育，故青少年女性尤其是孕期女性更容易缺乏锌元素。青少年女性应保证摄入足量的锌元素。锌元素的主要食物来源有贝壳类海产品和红肉，在坚果、豆类及蛋类中也有一定的含量。含锌元素食物摄入不足或摄入大量谷物可导致轻至中度的锌元素缺乏，谷物中含有的肌醇六磷酸会抑制锌在体内的吸收。另外，锌元素缺乏常伴随蛋白质-能量营养不良。补充铁剂会抑制锌元素的吸收，因此孕前补铁的同时需要补锌。近期研究显示，补充锌元素对预防早产有一定作用，尤其是对于围生期死亡率较高的低收入国家。

三、关注青春期女性健康

世界卫生组织提出的至2025年全面改善母亲、婴幼儿和少年儿童营养状况的6项目标，其中前3条均针对育龄女性：育龄女性贫血发生率降低50%，低出生体重儿发生率降低30%，产后纯母乳喂养至6个月的比例提升至少50%。实现这些目标必须从关注女性青春期开始，直至育龄期。青春期是一个人生活方式和行为的塑造期，良好的饮食习惯和健康的生活方式将使人终身受益。因此，从青少年时期开始，女性就应养成健康饮食、运动锻炼的习惯，避免不良行为，最大限度地减少有害物质或不良行为的负面影响。

（一）生殖健康与营养

机体内与营养状况相关的循环代谢产物和激素水平会影响卵母细胞，卵母细胞在女性的胎儿时期就已完全形成。在胎儿期至孕期的整个过程中，卵母细胞的质量至关重要。

表观遗传学的机制：可在不改变基因序列的前提下改变基因表达，进而对子代产生影响。叶酸、维生素 B_{12}、维生素 B_6 和胆碱等，均参与机体甲基化。因此，缺乏以上营养素，将会引起卵母细胞与胚胎生长和代谢的表观遗传学改变。所以，青春期消瘦、肥胖、贫血、叶酸缺乏等，可能会通过改变子代表观遗传，而增加子代某些疾病的发生风险。

（二）认识和识别营养不良

营养良好指的是以最佳数量和比例提供必需营养素。营养不良不仅仅指能量和蛋白质摄入不足导致消瘦，也包括一种或多种微量营养素摄入不足或丢失过多，不能满足机体需要而导致营养失衡甚至出现临床症状。营养不良和营养过剩可同时出现在一个群体、一个家族的不同世代，甚至是不同环境下的同一个体。

1. 营养缺乏

大量证据表明，母亲营养缺乏，可影响子代近期和远期智力、生理和社交能力的发展，增加先天畸形、低出生体重、生长发育迟缓、成年矮身材、文化程度低和低收入的风险。营养缺乏的女性发生妊娠合并症的风险更高，且由营养缺乏引起的低出生体重会增加子代远期发生肥胖和慢性病的风险。造成营养缺乏的原因包括食物摄入不足、营养素需求量或丢失量增加、营养吸收利用不佳。营养缺乏的女性往往合并缺乏多种微量营养素，如铁和叶酸等，导致生育能力下降。

2. 营养过剩

营养过剩指常规摄入过多的热量，导致超重甚至肥胖。营养过剩可增加女性妊娠期高血压疾病、妊娠期糖尿病和难产的发生风险，其子代容易产生巨大儿、高胰岛素血症、新生儿低血糖、早产、死产、儿童期肥胖和远期慢性病。

3. 微量营养素缺乏

微量营养素缺乏指食物摄入不足、食物生物利用度低或对营养素需求量增加（如快速生长发育、寄生虫病、传染病、月经量过多）导致维生素和矿物质缺乏，微量营养素缺乏被称为“隐匿的饥饿”，因其症状往往隐匿且不特异，一旦出现临床表现，机体已为严重缺乏状态。另外，微量营养素缺乏也可与肥胖及慢性病共存，如影响机体吸收和代谢的生活方式（如大量吸烟、酗酒、素食、地域缺碘）会影响机体的营养状况。由于大多数微量营养素可由母亲通过胎盘输送给子代，所以母亲营养素缺乏会造成胎儿和新生儿营养素缺乏。

（三）微量营养素缺乏的干预措施

1. 改变饮食结构

确保饮食多样性，可增加营养素摄入，促进机体对营养素的吸收和利用。如鼓励女性食用生物利用度较高的含铁食物，尤其是红肉类；增加蔬菜和水果的摄入，补充维生素；增加促进铁吸收、减少抑制铁吸收食物的摄入。

2. 直接补充微量营养素

通过液体、药片、药丸、散剂等形式直接补充微量营养素，是临床中最普遍有效的纠正微量营养素不足的方式。微量营养素可按天或每周 1～3 次等间歇性补充。

3. 强化食品补充

（1）食品微量营养素强化：在食物加工过程中添加 1 种或多种必需营养素，是经济有效且简便可靠的预防微量营养素缺乏的方法，如叶酸强化谷物、加碘盐、铁强化酱油、维生素 D 强化牛奶等。

（2）终端营养素强化：将维生素和矿物质以粉末形式，在食物的制作过程之中、之后，或在进食时加入。添加的成分不限于维生素和矿物质，还可以是蛋白质、碳水化合物、脂肪酸等。

第二节　孕早期营养管理

营养作为最重要的环境因素之一，对母儿的近期和远期健康都产生至关重要的影响。孕期母体乳腺和子宫等生殖器官的发育、胎儿的生长发育及分娩后乳汁的分泌均需必要的营养储备，因此，孕期妇女的膳食应在非孕妇女的基础上，根据胎儿生长速率、体重增加速度、运动强度、饮食习惯等进行适当的调整。孕早期胎儿生长发育速度相对缓慢，所需能量与孕前无太大差别，但营养素需要量有少量增加，故建议孕早期膳食应是由多样化食物组成的营养均衡膳食。

一、补充叶酸

孕早期叶酸缺乏或使用叶酸拮抗剂（堕胎剂、抗癫痫药物等）可引起死胎、流产或胎儿脑和神经管缺陷，所以叶酸对预防孕早期胎儿神经管缺陷极为重要。孕期叶酸的摄入应达到每天 600 μg 膳食叶酸当量（Dietary Folate Equivalence，DFE），除常吃含叶酸丰富的食物外，还应补充叶酸400 μgDFE/d。富含叶酸的食物有动物肝脏、蛋类、豆类、酵母、绿叶蔬菜、水果及坚果类。但天然食物中存在的叶酸是四氢叶酸的各种衍生物，均为还原型，烹调加工或遇热易分解，生物利用率较低；合成的叶酸是氧化型单谷氨酸叶酸，稳定性好，生物利用率高。因此，孕期除了常吃富含叶酸的食物，还应补充叶酸400 μg/d，以满足其需要。每天保证摄入 400 g 各种蔬菜，且其中 1/2 以上为新鲜绿叶蔬菜，可提供叶酸约200 μgDFE。

二、选用碘盐

碘是合成甲状腺素的主要原料，甲状腺素对调节新陈代谢、促进蛋白质合成具有极其重要的作用。孕期新陈代谢增强，甲状腺素合成增加，对碘的需要量显著增加。碘缺乏导致甲状腺素合成不足，影响蛋白质合成和神经元分化，使脑细胞数量减少，体积缩小，重量减轻，严重损害胎儿脑和智力发育。孕期碘缺乏，轻者导致胎儿大脑发育迟缓、智力低下、反应迟钝；严重者导致先天性克汀病，患儿表现为矮、呆、聋、哑、瘫等。此外，孕期缺碘导致的甲状腺素合成不足还引起早产、流产及死胎发生率增加，妊娠期高血压疾病、胎盘早剥等严重妊娠期并发症的发生率也相应增加。由于多数食物中缺乏碘，加碘盐能确保有规律地摄入碘。食盐中加碘量 25 mg/kg，每天摄入盐 6 g，烹调损失率约 20%，每天从碘盐中可摄入碘 120 μg，仅能满足普通人群碘的需要。孕期碘的推荐摄入量为230 μg/d，比非孕时增加近 1 倍，食用碘盐仅可获得推荐量的 50%左右。为满足孕期对碘的需要，建议孕妇常吃富含碘的海产品。海带（鲜，100 g）、紫菜（干，2.5 g）、裙带菜（干，0.7 g）、贝类（30 g）、海鱼（40 g）可分别提供碘110 μg。

三、孕吐严重者，可少量多餐，保证摄入的食物含必要量的碳水化合物

孕早期胎儿生长相对缓慢，所需要的能量和营养素不多，备孕期的良好营养贮备可以维持母体和胎儿在这一时期的营养需要。若不能维持孕前平衡膳食，只要保证基本的能量供应即可，不必过分强调，也无须过早增加能量和各种营养素的摄入。孕早期无明显早孕反应者应继续保持孕前平衡膳食。研究表明，孕早期

能量摄入过多导致孕早期体重增长过多是孕期总体重增长过多的重要原因，可明显增加妊娠期糖尿病等妊娠并发症的发生风险。早孕反应明显者不必过分强调平衡膳食。早孕反应是许多孕妇在孕早期都会出现的正常生理反应，不必过于担心和焦虑，保持愉快稳定的情绪，注意食物色、香、味的合理调配，有助于缓解和减轻症状。早孕反应明显时，不必过分强调平衡膳食，也无须强迫进食。可根据个人的饮食喜好和口味选用容易消化的食物，少食多餐。进餐的时间、地点也可依个人的反应特点而异，可清晨醒来起床前吃，也可在临睡前进食。

孕早期受孕酮等激素分泌增加的影响，消化系统发生一系列变化：胃肠平滑肌松弛、张力减弱、蠕动减慢，使胃排空及食物在肠道中停留的时间延长，孕妇容易出现饱胀感及便秘；消化液和消化酶分泌减少，易出现消化不良；由于贲门括约肌松弛，胃内容物可逆流入食管下部，引起胃灼热、反胃或呕吐。因严重孕吐不能摄入足够碳水化合物时，机体需要动员身体脂肪产生能量来维持基本生理需要。大量脂肪酸在肝脏经β氧化产生乙酰乙酸、β-羟丁酸和丙酮，三者统称为酮体。当酮体生成量超过机体氧化能力时，血液中酮体浓度升高，称为酮血症或酮症酸中毒。血液中过高浓度的酮体可通过胎盘进入胎儿体内，损伤胎儿大脑和神经系统的发育。为避免孕早期酮症酸中毒对胎儿神经系统发育的不利影响，孕早期进食困难者，也必须保证每天摄入不低于130 g的碳水化合物。应首选富含碳水化合物、易消化的粮谷类食物，如米、面、烤面包、烤馒头片、饼干等。各种糕点、薯类、根茎类蔬菜和一些水果也含有较多碳水化合物，可根据孕妇的口味选用。可提供130 g碳水化合物的食物有200 g左右的全麦粉、170～180 g精制小麦粉或大米。大米50 g、小麦精粉50 g、鲜玉米100 g、薯类150 g的食物组合，是满足130 g碳水化合物的最低限的食物。食糖、蜂蜜等的主要成分为简单碳水化合物，易于吸收，进食少或孕吐严重时食用可迅速补充身体需要的碳水化合物。进食困难或孕吐严重者应寻求医师的帮助，考虑通过静脉输注葡萄糖的方式补充必要的碳水化合物。

四、控制孕早期体重增长速度

体重增长是反映孕妇营养状况的最实用的直观指标，与胎儿出生体重、妊娠并发症等密切相关。为保证胎儿正常生长发育，避免不良妊娠结局，应使孕期体重增长保持在适宜的范围。平衡膳食和适度的身体活动是维持孕期体重适宜增长的基础，身体活动还有利于心情愉悦和自然分娩。健康的孕妇每天应进行不少于30分钟的中等强度身体活动。孕期适宜增重有助于获得良好的妊娠结局，应从孕前开始对体重进行监测和管理，孕早期体重增长不明显，早孕反应明显的孕妇还可能出现体重下降，均为正常的。应注意避免孕早期体重增长过快。

五、孕早期应关注的其他营养素

（一）维生素 B_{12}、维生素 B_6 和胆碱

孕早期应补充叶酸和其他 B 族维生素，如维生素 B_{12}，以预防胎儿神经管缺陷的发生。叶酸、维生素 B_{12}、维生素 B_6 和胆碱都是 DNA 甲基化过程中的甲基供体，若母亲饮食中缺乏这些营养素，会对子代健康产生长远的影响。叶酸、维生素 B_{12}、维生素 B_6 及胆碱可协同降低体内同型半胱氨酸的水平，从而预防心血管疾病和其他不良妊娠结局。维生素 B_6 是同型半胱氨酸代谢过程中生物酶的协同因子。而孕期同型半胱氨酸水平升高，会增加胎盘血管异常、早产、低出生体重、小于胎龄儿的发生风险。素食或食用肉类食物过少的女性易缺乏维生素 B_{12}。研究显示，体内叶酸充足但维生素 B_{12} 缺乏的女性，容易分娩消瘦但脂肪沉积过多的婴儿，且子代在远期更易发生胰岛素抵抗和糖尿病。孕前维生素 B_{12} 缺乏的女性，怀孕后维生素 B_{12} 的缺乏程度会进一步加重，影响女性自身健康和再次怀孕。因为叶酸和胆碱在同型半胱氨酸的代谢途径中有交互作用，所以叶酸缺乏时，胆碱成为限制性营养素。当机体缺乏胆碱时，对叶酸的需求量也会相应增加。虽然胆碱的食物来源很丰富，但孕妇仍有摄入不足的可能，尤其是以植物性食物为主的女性。胆碱主要来源于食物中的脂质部分，鸡蛋是胆碱的主要食物来源，故应保证鸡蛋的摄入量。

（二）其他 B 族维生素

其他 B 族维生素应与孕前相同，从均衡多样化的饮食中摄入足量的 B 族维生素，将有利于孕妇维持良好的健康状态，同时满足胎儿生长及大脑发育的需要。即使母体 B 族维生素缺乏并不明显，也可对胎儿造成明显的影响。近期研究表明，女性孕期普遍存在临界的生物素缺乏。有证据表明，为满足女性孕期对 B 族维生素的需求，推荐孕妇 B 族维生素的摄入量达到孕前的 2～3 倍。均衡多样化的绿叶蔬菜和未经加工的全麦谷物饮食可确保足量 B 族维生素的摄入。以精炼谷物为主食或营养不良发生率高的国家，女性缺乏 B 族维生素的风险较高。

第三节　孕中期营养管理

一、孕中期膳食指导

孕中期开始，胎儿生长发育逐渐加速，母体生殖器官的发育也相应加快，对营养的需要增大，应合理增加食物的摄入量。孕妇的膳食应是由多样化食物组成

的营养均衡膳食，除保证孕期的营养需要外，还潜移默化地影响较大婴儿对辅食的接受和后续多样化膳食结构的建立。

（一）继续补充叶酸

叶酸是细胞 DNA 合成过程中的重要辅酶。孕中、晚期血容量和红细胞生成增加，叶酸缺乏则会影响幼红细胞核中 DNA 的合成，使细胞核的成熟和分裂延缓、停滞，影响血红蛋白的合成，导致巨幼红细胞贫血。叶酸是体内蛋氨酸循环的甲基供体，叶酸缺乏导致高同型半胱氨酸血症，损伤血管内皮细胞，并可激活血小板的黏附和聚集，诱发妊娠期高血压疾病。孕妇血浆中同型半胱氨酸水平升高还与习惯性流产、胎盘早剥、胎儿生长受限、畸形、死胎、早产等的发生密切相关。所以叶酸对预防高同型半胱氨酸血症、促进红细胞成熟和血红蛋白合成极为重要。近期研究指出，女性在孕中、晚期持续每天补充 400 μg 叶酸，可降低孕晚期同型半胱氨酸水平生理性的升高，这对两胎间隔过短的妇女尤为重要。

（二）常吃含铁丰富的食物

孕中期开始，孕妇对铁的需要量增加。随着妊娠的进展，孕妇的血容量和红细胞数量逐渐增加，胎儿、胎盘组织的生长均额外需要铁，整个孕期约额外需要铁 600～800 mg。孕中期开始，孕妇应适当增加铁的摄入量。孕期膳食铁摄入不足容易导致孕妇及婴儿发生缺铁性贫血或铁缺乏。孕期缺铁性贫血是我国孕妇中常见的营养缺乏病，发生率约为 30%，对母体和胎儿的健康均会产生许多不良影响。孕中期铁的推荐摄入量：在孕前 20 mg/d 的基础上增加 4 mg/d，达到24 mg/d。

为预防早产、流产，满足孕期血红蛋白合成增加和胎儿铁储备的需要，孕期应常吃含铁丰富的食物，铁缺乏严重者可在医师的指导下适量补铁。由于动物血、肝脏及红肉中含铁量较为丰富，且所含的铁为血红素铁，其生物利用率较高，可通过适当增加这类食物的摄入来满足孕期对铁的额外需要。孕中、晚期每天增加 20～50 g 红肉可提供铁 1～2.5 mg，每周摄入 1 或 2 次动物血和肝脏，每次 20～50 g，可提供铁 7～15 mg，基本可以满足孕期增加的铁需要。

（三）孕中期开始适量增加奶、鱼、禽、蛋、瘦肉的摄入

孕中期开始，胎儿生长速度加快，孕中期孕妇每天需要增加蛋白质 15 g、钙 200 mg、能量 300 kcal（1 kcal=4.184 kJ），故应在非孕妇女膳食的基础上，增加奶类 200 g/d，使奶的总摄入量达到 500 g/d，可以提供优质蛋白质 5～6 g、钙 200 mg 和能量 70～120 kcal。

孕中期开始，孕妇对钙的需要量增加。从孕 18 周起，胎儿的骨骼和牙齿开始钙化，至分娩时新生儿体内约有 30 g 钙沉积。这些钙主要在孕中、晚期逐渐

沉积于胎儿骨骼和牙齿中。孕中期每天需沉积钙约 50 mg，尽管孕期钙代谢发生适应性变化，孕妇可通过增加钙的吸收率来适应钙需要量的增加，但膳食钙摄入仍需增加 200 mg/d，使总量达到 1000 mg/d。孕期钙缺乏，母体会动用自身骨骼中的钙维持血钙浓度并满足胎儿骨骼生长发育的需要。因此，孕期钙不足对母体健康的危害更加明显。奶是钙的最好食物来源，孕中期每天需要摄入各种奶类 500 g/d，可选用液态奶、酸奶，也可用奶粉冲调，可在正餐或加餐时食用。孕期体重增长较快时，可选用低脂奶，以减少能量摄入。

孕中期增加动物性食物（鱼、禽、蛋、瘦肉）50 g/d，可提供优质蛋白质约 10 g、能量 80～150 kcal，以满足对优质蛋白质、维生素 A、钙、铁等营养素和能量的需要。建议每周食用 2 或 3 次鱼类，以提供对胎儿大脑和视网膜发育有重要作用的 $\omega-3$ 多不饱和脂肪酸。同样重量的鱼类与畜禽类食物相比，提供的优质蛋白质相差无几，但鱼类所含脂肪和能量明显少于畜禽类。因此，当孕妇体重增长较多时，可多食用鱼类而少食用畜禽类，食用畜禽类时尽量剔除皮和肉眼可见的肥肉，畜肉可优先选择牛肉。与孕前要求一致，每天摄入的脂肪所供能量应占总能量的 20%～30%，应限制饱和脂肪的摄入（减少摄入油炸食品或零食），从而控制身体脂肪的过度增加。

（四）孕中期适量吃主食，增加膳食纤维的摄入

碳水化合物既是提供能量的主要物质，也是孕期饮食中能量的主要来源。孕期应选择多样化的、低 GI 值的碳水化合物，并限制饮食中糖的额外摄入。低 GI 值的碳水化合物可降低女性孕期体重过度增长的风险，并能改善葡萄糖耐量，减轻怀孕导致的胰岛素抵抗。对于患有妊娠期糖尿病的女性，低 GI 值的碳水化合物可减少其所需的胰岛素的治疗剂量，并降低新生儿出生体重。因此，具有孕期体重过度增长和葡萄糖耐量受损风险的女性，应考虑低 GI 值的碳水化合物饮食。低 GI 值碳水化合物饮食还有利于控制胎儿脂肪沉积。建议孕中期开始，每日碳水化合物的摄入量可从孕早期的 130 g 增加到 175 g。膳食纤维有助于降低妊娠期便秘、妊娠期糖尿病和子痫前期的发生风险。建议孕妇每日摄入 25～30 g 纤维素。孕前纤维素摄入不足的女性，孕期应摄入更多的蔬菜、水果及全麦谷物，以替代精细谷物和单糖食品。孕中期孕妇一日食物建议量见表 3-1。

表 3-1　孕中期孕妇一日食物建议量

食物种类	建议量（g/d）
谷类/薯类（全谷物和杂豆不少于 1/3）	200～250
蔬菜类（有色蔬菜占 2/3 以上）	300～500
水果类	200～400

续表3－1

食物种类	建议量（g/d）
鱼、禽、蛋、肉类（含动物内脏）	150～200
牛奶	300～500
大豆类	15
坚果	10
烹调油	25
食盐	6

二、适量活动，维持孕中期适宜增重

孕期体重平均增长约12.5 kg，其中胎儿、胎盘、羊水、增加的血容量及增大的子宫和乳腺属必要性体重增加，为6～7.5 kg，孕妇身体脂肪蓄积3～4 kg。孕中期应每周测量体重，并根据体重增长速率调整能量摄入水平。体重增长不足者，可适当增加高能量食物的摄入；体重增长过多者，应在保证营养素供应的同时注意控制总能量的摄入，并适当增加身体活动。除了使用校正准确的体重秤，还要注意每次称重前均应排空大、小便，脱鞋帽和外套，仅着单衣，以保证测量数据的准确性和监测的有效性。由于我国目前尚缺乏足够的数据资料建立孕期适宜增重推荐值，建议以美国医学研究院（Institute of Medicine，IOM）2009年推荐的妇女孕期体重增长适宜范围和速率作为监测和控制孕期体重的参考。

若无医学禁忌，多数活动对孕妇都是安全的。孕中、晚期每天应进行30分钟中等强度的身体活动。中等强度活动需要中等程度的体力，可明显加快心率，运动后心率达到最大心率的50%～70%，主观感觉稍疲劳，但10分钟左右可恢复正常。最大心率可用220减去年龄计算得到，如年龄为30岁，最大心率(次/分钟)为220－30＝190，活动后的心率以95～133次/分钟为宜。常见的中等强度运动包括快走、游泳、打球、跳舞、孕妇瑜伽、各种家务劳动等。应根据自己的身体状况和孕前的运动习惯，结合主观感觉选择运动类型，量力而行，循序渐进。

能量摄入和体力活动是控制孕期体重增长的两个关键要素。推荐孕中、晚期每天能量摄入比孕前增加300 kcal，这是基于维持身体活动水平不变的前提。如果孕期活动水平比孕前有明显下降，则容易导致能量过剩和体重增长过多。随着生活条件的改善，加之一些居民对围生保健还存在一些认识误区，以为孕妇吃得越多对胎儿越好，活动越少越安全，我国妇女孕期能量摄入过多、日常工作量和活动明显减少的现象越来越普遍。这样容易导致能量摄入与消耗失衡，使妊娠期糖尿病和巨大儿的发生率显著增加，从而危害母婴两代人的健康。国内外研究均证实，对孕妇进行以体力活动和膳食指导为基础的干预，并辅以体重监测，可有效减少孕期体重增长，帮助孕妇实现孕期体重的适宜增长。

三、孕中期应关注的其他营养素

（一）维生素D

维生素D对于维持孕妇的免疫功能、神经系统功能和体内钙稳态是必要的。在孕期，胎儿骨骼发育所需的钙元素来自母亲的钙储备，并受母体维生素D（骨化三醇）的调节。维生素D对胎儿骨骼发育至关重要，母亲缺乏维生素D可导致新生儿颅骨软化、骨量减少及儿童佝偻病的发生。孕期维生素D缺乏还会引起其他的不良妊娠结局，甚至影响母儿的远期健康。维生素D缺乏的母亲会显著增加低出生体重、新生儿低钙血症、心力衰竭和儿童期过敏等疾病的发生风险。因孕期维生素D缺乏较普遍，故建议高危孕妇（素食者、深色皮肤及日晒少者）孕期坚持补充维生素D，每日至少400 U。饮食和补充摄入的总量为每日400～2000 U。

（二）锌

锌元素参与胎儿的生长发育、免疫系统和神经系统发育。女性在孕期对锌元素的需求量较非孕期增加40%。锌元素缺乏往往伴随蛋白质－能量营养不良，也见于饮食质量不佳者。孕妇应规律地摄入富含锌元素或强化锌元素的食物，以满足对锌元素的需求。含锌元素较多的食物包括贝类海产品、动物内脏、坚果、强化锌的面粉等。

第四节　孕晚期营养管理

一、孕晚期膳食指导

孕晚期妇女在营养管理方面需要更加注重体重的适宜增长，食物多样不过量，少食多餐保证优质蛋白质的摄入量。孕育生命是一个奇妙的历程，要以积极的心态适应孕期的变化，愉快享受这一过程。母乳喂养对孩子和母亲都是最好的选择，孕期应了解相关的知识，为产后尽早开奶和成功母乳喂养做好各项准备。

（一）常吃含铁丰富的食物

孕晚期缺铁性贫血可能导致严重后果，如胎盘缺氧，孕妇易发生妊娠期高血压疾病及妊娠期高血压疾病性心脏病，铁缺乏和贫血还使孕产妇免疫力下降，导致身体虚弱，容易并发产褥期感染、产后大出血、心力衰竭等，甚至危及生命。孕妇贫血还会增加早产、低出生体重及儿童期认知障碍发生的风险。孕晚期铁的推荐摄入量：在孕前 20 mg/d 的基础上增加 9 mg/d，达到 29 mg/d。

（二）适量增加奶、鱼、禽、蛋、瘦肉的摄入

孕晚期胎儿生长速度加快，孕妇每天需要增加蛋白质 30 g、钙 200 mg、能量 450 kcal。在孕前膳食的基础上，孕晚期增加奶类 200 g/d，使奶的总摄入量达到 500 g/d。孕晚期钙的需要量仍然是 1000 mg/d，孕晚期每天沉积增至 330 mg。研究显示，孕期饮食不含奶类的中国妇女产后骨密度比同龄非孕妇女下降 16%，孕期低钙摄入也增加发生妊娠期高血压疾病的风险，孕妇增加奶制品的摄入可使妊娠期高血压疾病的发生率降低 35%，子痫前期的发生率降低 55%，早产的发生率降低 24%。也有研究证实，孕妇饮奶可降低孩子出生后对牛奶蛋白过敏的风险。孕晚期体重增长较快时，可选用低脂奶，以减少能量摄入。注意区分乳饮料和乳类，多数乳饮料中含乳量并不高，不能代替奶。

孕妇的蛋白质需要包括两部分：一部分是根据体重增加计算得到的蛋白质维持量，另一部分是蛋白质的储存量。整个孕期，孕妇和胎儿需要储存蛋白质约 930 g，其中包括胎儿 440 g、胎盘 100 g、羊水 3 g、子宫增大 166 g、乳腺发育 80 g、血液增加 135 g 等。孕晚期蛋白质推荐摄入量比孕前增加 30 g，甚至超过产后乳母的推荐量。已有大量的研究证实，孕期蛋白质-能量营养不良会直接影响胎儿的体格和神经系统发育，导致早产和胎儿生长受限、低出生体重儿。而早产儿、低出生体重儿成年后发生向心性肥胖、胰岛素抵抗、代谢综合征、2 型糖尿病等的风险增加。为保证孕晚期优质蛋白质的摄入，应增加动物性食物（鱼、禽、蛋、瘦肉）125 g/d，每周食用 2 或 3 次鱼。鱼类尤其是深海鱼类，如三文鱼、鲱鱼、凤尾鱼等，含有较多 ω-3 多不饱和脂肪酸，其中的二十二碳六烯酸（Docosahexaenoic Acid，DHA）对胎儿大脑和视网膜的发育有益。但是，蛋白质提供的能量应不超过摄入总能量的 25%，这样不仅可保证均衡的蛋白质-能量要求，还可明显改善营养不良女性的妊娠结局。建议女性不要过量补充蛋白质，否则有害无益。孕晚期孕妇一日食物建议量见表 3-2。

表 3-2　孕晚期孕妇一日食物建议量

食物种类	建议量（g/d）
谷类/薯类（全谷物和杂豆不少于 1/3）	200～250
蔬菜类（有色蔬菜占 2/3 以上）	300～500
水果类	200～400
鱼、禽、蛋、肉类（含动物内脏）	200～250

续表3-2

食物种类	建议量（g/d）
牛奶	300～500
大豆类	15
坚果	10
烹调油	25
食盐	6

（三）适量活动，维持孕晚期适宜增重

孕期体重增长过多是孕妇发生妊娠并发症的危险因素，也是妇女产后体重滞留的重要原因，并增加妇女远期发生肥胖和2型糖尿病的风险，还与绝经后发生乳腺癌的危险性中度相关。孕期体重增长不足和过多，均会影响母体产后乳汁的分泌。与孕期增重适宜的孕妇相比，增重过多的孕妇子痫前期发生率增加88%，头盆不称发生率增加58%，妊娠期糖尿病发生率增加47%，大于胎龄儿发生率增加143%；增重不足时，子痫前期、头盆不称和剖宫产的发生率虽有所降低，但小于胎龄儿发生率增加114%。可见，孕期增重不足或过多都不利于母婴健康。孕晚期也应每周测量体重，并根据体重增长速率调整能量摄入水平。孕期进行适宜的规律运动除了能增强身体的适应能力，预防体重过多增长外，还有利于预防妊娠期糖尿病和孕妇产后远期2型糖尿病的发生。适量活动还可促进胎盘的生长及血管分布，从而减少氧化应激和炎性反应，减少疾病相关的内皮功能紊乱。此外，适量活动还有助于愉悦心情，增强肌肉收缩能力，有利于自然分娩。只要没有医学禁忌，孕晚期继续进行常规活动是安全的，而且对孕妇和胎儿均有益处。

（四）禁烟酒，愉快孕育新生命，积极准备母乳喂养

1. 孕妇需避免烟酒和不良生活环境对胎儿的危害

孕妇除了禁止吸烟饮酒外，还要注意避免被动吸烟的影响，尽量避免身处通风不良和人群聚集的环境中。烟草和烟雾中含有大量的有毒物质，除了人们所熟知的尼古丁外，还有氢氰酸、一氧化碳、二氧化碳、吡啶、芳香族化合物和焦油等。这些物质可随着烟雾主动或被动吸入孕妇体内，使孕妇血液和胎盘中氧含量降低，导致胎儿缺氧，从而影响生长发育。烟雾中的尼古丁可使子宫与胎盘的小血管收缩，导致胎儿缺氧，从而引起流产、死胎等。烟雾中的氰化物可导致胎儿大脑和心脏发育不全以及腭裂、唇裂、智力低下等先天缺陷。孕妇饮酒容易使胎儿患酒精中毒综合征，其典型特征为低出生体重、心脏及四肢畸形、中枢神经系

统发育异常、智力低下。最新的研究结果显示，孕妇饮酒可增加早产和流产的风险，平均每周喝4~5杯葡萄酒即会损害胎儿的脑神经，导致儿童期多动症和智力低下。

2. 尽情享受孕育新生命的快乐

怀孕是一个艰辛而又幸福的过程。良好的心态、融洽的感情是优孕优生的重要条件。健康向上、愉快乐观的情绪会增加血液中有利于健康发育的化学成分，使胎儿发育更好，分娩时也较顺利；反之，不良的情绪会使血液中有害于神经系统和其他组织器官的物质剧增，并通过胎盘影响胎儿发育。孕妇长期忧伤会损伤激素的正常调节能力，使血液循环中胎源性促肾上腺皮质激素释放激素的浓度提前升高，过高浓度的促肾上腺皮质激素释放激素及其他激素（如皮质醇、蛋氨酸脑啡肽）可通过胎盘影响正常妊娠，导致流产、胎儿生长受限、早产、低出生体重，甚至影响胎儿对刺激的适应性和婴儿期的气质。孕妇要积极了解孕期生理变化特点，学习孕育知识，定期进行产前检查，出现不适时能正确处理或及时就医，遇到困难多与家人和朋友沟通以获得必要的帮助和支持。家人也应多给孕妇一些精神上的安慰和支持。适当进行户外活动、向专业人员咨询等均有助于释放压力，愉悦心情。

3. 做好母乳喂养的准备

母乳喂养对子代的健康成长和母亲的产后恢复均十分重要。绝大多数妇女都可以且应该用自己的乳汁哺育婴儿，任何代乳品都无法替代母乳。成功的母乳喂养不仅需要健康的身体准备，还需要积极的心理准备。孕妇尽早了解母乳喂养的益处，加强母乳喂养的意愿，在保证孕期平衡膳食的同时，做好乳房的护理，学习母乳喂养的方法和技巧，有利于产后尽早开奶和顺利哺乳，可大大提高母乳喂养的成功率。

（1）思想准备和心理准备：母乳喂养可给婴儿提供全面的营养和充分的肌肤接触，促进婴儿的生长发育，还有助于产妇产后的恢复，降低乳腺癌的发病率。健康妇女都应选择母乳喂养，纯母乳喂养至产后6个月，最好坚持哺乳至婴儿满2周岁。

（2）营养准备：孕期平衡膳食和适宜的体重增长，使孕妇身体有适当的脂肪蓄积和各种营养储备，有利于产后泌乳。正常情况下，孕期增重中有3~4 kg的脂肪蓄积是为产后泌乳贮备能量的。母乳喂养有助于这些脂肪的消耗和产后体重的恢复。

（3）乳房护理：孕中期开始乳房逐渐发育，应适时更换胸罩，选择能完全罩住乳房并能有效支撑乳房底部及侧边、不挤压乳头的胸罩，避免过于压迫乳头妨碍乳腺的发育。孕中、晚期应经常对乳头、乳晕进行揉捏、按摩和擦洗，以增强乳头、乳晕的韧性和对刺激的耐受性。用温水擦洗乳头，忌用肥皂、洗涤剂或酒精等，以免破坏保护乳头和乳晕的天然油脂，造成乳头皲裂，影响日后哺乳。乳头较短或内陷者，不利于产后宝宝的吸吮，自孕中期开始可每天向外牵拉加以矫正。

二、孕晚期应关注的其他营养素

维生素 A 对孕妇的视力、免疫功能和生育能力，以及胎儿的生长发育都十分重要。维生素 A 水平过高和过低都会导致新生儿出生缺陷，特别是眼、头颅和心肺的异常。女性孕期维生素 A 缺乏可导致夜盲症、死亡和不良妊娠结局，如早产、胎儿生长受限和低出生体重等。深颜色的蔬菜和水果、含植物油多的食物类胡萝卜素的含量较高，而维生素 A（视黄醇和视黄醇酯）的前体物质多来源于动物脂肪酸，如动物内脏等。高收入国家女性的维生素 A 摄入量多超过需求量，但在资源匮乏地区，由于女性难以摄入足量的乳制品或富含胡萝卜素的蔬菜和水果，维生素 A 缺乏较常见。由于孕早期摄入过量的维生素 A 有致畸风险，因此对于饮食结构中含有足量肝脏类食物和维生素 A 缺乏发生率低的地区，不建议孕期女性额外补充维生素 A。

第五节　重点关注的特殊妊娠

一、低龄妊娠

青少年时期和婴儿期是女性生长的两个关键期。通常来讲，青春期女性出现健康问题的风险比较低，如果对女性青少年期的营养、健康及生活方式进行良性引导，很多成年后可能出现的健康问题都可避免。由于青春期女性易受到不良行为方式、家庭生活习惯、性传播疾病等的影响，在一定社会环境下，超重或肥胖的青春期女性越来越多，过度减肥后的消瘦也是关注的重点。关注青春期女性健康及营养状况是保障其生长发育、认知功能、学业水平和整体生活质量的核心，有利于预防慢性病，并为将来的妊娠做准备。青春期女性的营养需要不同于女童及成人期，她们需要接受性传播疾病及生殖健康的教育，并获得建立良好生活方式的建议。由于很多生活习惯是在青少年期确立的，所以对青春期女性及早进行干预可产生长远影响。青春期女性若得到充分的支持和充足的营养，会使家庭幸福并促进社会的发展。

（一）关注青春期女性体重

青春期女性发生体重过度增长的风险较高。这与青少年饮食习惯和运动习惯变化较大以及不愿听从父母的饮食营养建议有关。青春期女性比成人女性更易摄入能量高但营养密度低的食物，导致超重甚至肥胖。青春期女性如果怀孕，摄入过量碳水化合物，会增加胎儿脂肪沉积的风险。应认识到脂肪含量过多的食物会导致妊娠期体重增长过多，故应使饮食多样化。由于妊娠期肥胖和婴儿脂肪沉积可能造成长远影响，应教育她们注意不良饮食行为对下一代肥胖和慢性病的影响。

通常来讲，青春期女性对形体比较关注，这有助于减重，但需要增加运动锻炼来实现，而非一味减少饮食的摄入，因为过分控制饮食会对女性产生极端的影响，如导致饮食紊乱（神经性厌食）等。青春期低龄孕妇营养不良会影响胎儿生长发育，孕妇自身及胎儿可能会对饮食中缺乏的必需营养素进行竞争吸收。此外，妊娠期和哺乳期会进一步消耗低龄女性的营养储备，进而导致已经营养不良的女性出现生长停滞。

（二）青春期女性易缺乏的营养素

青春期女性常见的营养素缺乏可对胎儿生长发育造成不利影响，而产前营养素的补充通常不能满足其妊娠需要。青春期低龄孕妇即使已摄入充足或过量的能量，但单纯从食物获取的必需营养素也往往不够。

1. 铁

青春期女性在妊娠期对铁元素的需求量远超摄入量，二者差异较成年女性更明显。青春期女性体内铁元素储存不足更加常见，可导致妊娠期贫血的发生率增加，进而增加自发性流产、死产、早产、低出生体重和围生儿死亡等的发生风险。青春期女性应食用富含铁元素的食物。有铁元素缺乏风险的女性更应通过铁元素制剂进行补充。

2. 叶酸

青春期女性很少在妊娠前补充叶酸，因此建议其尽早补充，从而降低胎儿神经管缺陷及小于胎龄儿的发生风险。

3. 钙和维生素 D

青春期低龄孕妇对钙元素的需求量增加，以满足胎儿及自身骨骼生长的双重需要。但青春期女性饮食中钙摄入往往低于推荐量，应给予额外的钙和维生素 D 补充，防止自身骨量减少，预防妊娠期高血压疾病的发生。

4. 镁

青春期低龄孕妇是骨骼矿化不良的危险因素，母乳中镁元素含量较成年乳母低。产前补充镁可能并不能为妊娠期提供足量的镁元素，建议孕期和哺乳期适宜补充。

5. 锌

锌对青春期女性的生长发育十分重要，且青春期女性更容易受到锌缺乏的影响，尤其是孕晚期，胎儿快速增长更易导致锌缺乏。因此，建议青春期低龄孕妇额外补充锌元素。

二、妊娠间隔过短

妊娠间隔指本次分娩到再次受孕之间的时间间隔，是女性重建营养储备的时期，可保证其自身及将来子代的健康。过短的妊娠间隔不利于女性再次妊娠时的健康，并对其子代健康产生不利影响。对于营养不良的女性，重建营养储备是重要的。建议：

（1）在结束母乳喂养后应有足够的间隔期，关注铁和叶酸的缺乏，如果女性在妊娠期不补充叶酸，则自孕中期开始，其体内的叶酸水平会逐渐下降并在哺乳期处于较低水平，而母体内叶酸储备仍需持续用于维持母乳叶酸水平，因此母体叶酸水平会进一步降低。故建议产后女性特别是可能再次妊娠的女性，持续补充叶酸或食用叶酸强化食物。

（2）对于妊娠期体重增长过多的女性，过短的妊娠间隔不利于其机体代谢水平恢复，从而增加再次妊娠时发生肥胖的风险。应控制妊娠期体重增长，并建议延长妊娠间隔时间。世界卫生组织推荐最佳的妊娠间隔应在 24 个月以上。妊娠间隔与围生期预后之间呈“U”形关系，即间隔过短或过长都会造成不良妊娠结局。妊娠间隔少于 18 个月的女性，其早产、低出生体重和小于胎龄儿的风险最高。

三、妊娠期肥胖的孕妇

备孕期和妊娠期肥胖的孕妇比正常体重孕妇更容易发生妊娠期代谢性并发症和不良妊娠结局，对母儿均会产生远期不良影响。

对妊娠前肥胖孕妇的特殊建议：

（1）咨询专业人员。告知孕前肥胖的孕妇，妊娠期健康饮食和适当运动对母儿均有益，且有利于产后减轻体重。

（2）为肥胖孕妇提供正确的饮食和运动指导。肥胖孕妇不需要摄入两人份食物量，不应摄入全脂牛奶，控制饱和脂肪酸的摄入量。孕期前 6 个月机体对能量的需求量并无显著增加，即使在妊娠最后 3 个月，能量需求量也只有小幅增加。

（3）肥胖孕妇应定期监测血糖和血压。通过监测血糖和血压，及早发现和治疗妊娠期糖尿病和妊娠期高血压疾病。

（4）孕前肥胖且诊断糖尿病的备孕期妇女，建议孕前先减重并控制血糖基本在正常范围再怀孕。因为孕前即使只有很少的减重，都会改善妊娠结局。建议孕早期即进行糖耐量筛查，孕期体重增加 0～5 kg 即可，在平衡膳食的基础上建议补充含叶酸的多维元素片，预防高血糖对胎儿早期的不良影响。

（5）妊娠期糖尿病和肥胖孕妇（伴或不伴有妊娠期糖尿病）每日能量摄入应不超过 25 kcal/kg，并保证每日至少 30 分钟的中等强度运动。肥胖孕妇，尤其是伴有妊娠期糖尿病的孕妇，应多选择低 GI 值的食物。每日总能量摄入限制在 1800～2000 kcal，其中每日碳水化合物应限制在 150～180 g，以改善肥胖女性孕晚期的空腹胰岛素水平和糖代谢异常，并降低其远期发生 2 型糖尿病的风险。

第六节　孕期的食品安全问题

一、避免接触重金属和病原菌

孕妇应减少或避免与汞、砷、铅和镉等重金属的接触。若这些重金属通过食物和水摄入，将会严重影响胎儿的生长发育。无论孕妇的饮食习惯如何，均应避免食用可对胎儿造成损害的食物以及被病原菌（如李斯特菌、弓形虫、肠道沙门菌）污染的食物。食物加工储存及运输过程中的真菌污染（如黄曲霉素）有胎儿致畸风险。最易被真菌污染的食物有大米、玉米、小麦及坚果。

二、脂溶性维生素过量

孕早期过量摄入维生素 A 或视黄酸有致畸风险，可导致胎儿颅面部、中枢神经系统、胸腺及心脏的发育异常。由于动物肝脏富含维生素 A，所以女性在孕早期应避免食用大量的动物肝脏。

三、鱼类污染

虽然建议孕妇食用鱼类以补充 $w-3$ 多不饱和脂肪酸和其他营养素，但是一些鱼类体内汞元素含量较高，可能对胎儿有神经毒性。含有汞元素的鱼类有大鲤鱼、大比目鱼、淡水鲈鱼等，其食用要少于每周 1 或 2 次。鱼类可受环境污染（如多氯联苯），食用后可影响胎儿神经系统发育，所以注意捕鱼地点的环境污染情况也非常重要。

四、限制咖啡、碳酸饮料和浓茶的摄入

咖啡因和软饮料的成分可以自由通过胎盘而在胎儿体内蓄积，妊娠期大量摄入咖啡因（>300 mg/d）可增加胎儿生长受限、自发性流产和死产的发生风险。故建议妊娠期咖啡因摄入少于 200 mg/d。孕晚期女性应避免草本茶和富含多酚食物的大量摄入，因为这些成分可通过抑制前列腺素的合成，影响胎儿动脉导管闭合。

五、餐具的安全

妊娠期间应避免使用聚碳酸酯塑料容器存储和烹饪的食物，因为其中含有的双酚 A 可影响胎儿的内分泌功能。

第七节　产后营养管理

一、哺乳期膳食指南解读

一直以来，大家只关注孕期和分娩期保健，产后关注点在宝宝身上，产后妈妈的保健一直没有受到足够的重视。哺乳期是母亲用乳汁哺育新生子代使其获得最佳生长发育并奠定一生健康基础的特殊生理阶段。如果女性营养储备耗竭，其导致的负面影响将持续至女性再次妊娠。如果母亲营养状况良好，其子代在生后 6 个月内则不需要母乳之外的其他食物。所以，哺乳期妇女的膳食仍是由多样化食物组成的营养均衡的膳食，除保证哺乳期的营养需要，还通过乳汁的口感和气味，潜移默化地影响较大婴儿对辅食的接受和后续多样化膳食结构的建立。乳母的营养状况是泌乳的基础，如果哺乳期营养不足，将会减少乳汁分泌量，降低乳汁质量，并影响母亲健康。

因此，哺乳期膳食指南在一般人群膳食指南的基础上增加以下内容：

（一）增加富含优质蛋白质及维生素 A 的动物性食物和海产品，选用碘盐

乳母的营养是泌乳的基础，尤其是蛋白质营养状况对泌乳有明显影响。哺乳期妇女膳食蛋白质在一般成年女性的基础上每天应增加 25 g。动物性食物如鱼、禽、蛋、瘦肉等可提供丰富的优质蛋白质和一些重要的矿物质和维生素。乳母每天应比孕前增加 80～100 g 的鱼、禽、蛋、瘦肉，每天总量为 220 g。如条件限制，可用富含优质蛋白质的大豆及其制品替代。优质蛋白质 25 g 的食物组合举例见表 3−3。

表 3−3　优质蛋白质 25 g 的食物组合举例

组合一		组合二		组合三	
食物及数量	蛋白质含量	食物及数量	蛋白质含量	食物及数量	蛋白质含量
牛肉 50 g	10.0 g	瘦猪肉 50 g	10.0 g	鸭肉 50 g	7.7 g
鱼 50 g	9.1 g	鸡肉 60 g	9.5 g	虾 60 g	10.9 g
牛奶 200 g	6.0 g	鸡肝 20 g	3.3 g	豆腐 80 g	6.4 g

续表3－3

组合一		组合二		组合三	
合计	25.1 g	合计	22.8 g	合计	25.0 g

注："组合一"既可提供25 g优质蛋白质，也可提供216 mg钙，补充乳母对钙的需要。若不增加牛奶，则应考虑每天补钙200 mg。"组合二"既可提供25 g优质蛋白质，也可提供维生素A 2100 μgRAE左右，每周一次相当于每天增加维生素A 300 μgRAE。

乳母每天通过乳汁分泌的钙约为200 mg。若乳母膳食钙摄入量不能满足需要，乳母可因缺钙而患骨质软化症。为保证乳母的钙平衡和骨骼健康，乳母膳食钙推荐摄入量比孕前增加200 mg，总量为每天1000 mg。每天比孕前增饮200 ml的牛奶，使总奶量达到每日400～500 ml，可获得约540 mg钙，加上膳食中其他食物来源钙，则较容易达到推荐摄入量。获得1000 mg钙的食物组合举例见表3－4。

表3－4　获得1000 mg钙的食物组合举例

组合一		组合二	
食物及数量	含钙量（mg）	食物及数量	含钙量（mg）
牛奶　500 ml	540	牛奶　300 ml	324
豆腐　100 g	127	豆腐干　60 g	185
虾皮　5 g	50	芝麻酱　10 g	117
蛋类　50 g	30	蛋类　50 g	30
绿叶菜（如小白菜）200 g	180	绿叶菜（如小白菜）250 g	270
鱼类（如鲫鱼）100 g	79	鱼类（如鲫鱼）100 g	79
合计	1006	合计	1005

注："组合一"有1/2以上的钙来自牛奶，而牛奶中的钙易于吸收利用。若实在不习惯多饮牛奶，则应参照"组合二"增加其他含钙丰富的食物（如豆腐干、绿叶菜、芝麻酱等）的摄入，以保证获得足够的钙。此外，不习惯饮牛奶或有乳糖不耐受的乳母也可用酸奶替代。

乳汁中维生素A的含量与乳母膳食密切相关，为保证母乳中维生素A达到一定水平，乳母维生素A推荐摄入量应在孕前基础上增加600 μg RAE/d，达到1300 μgRAE/d。乳母需要多选择富含维生素A的食物，如富含视黄醇的动物肝脏、蛋黄，富含维生素A原的深绿色和红黄色蔬菜和水果。因为动物性食物中的维生素A是视黄醇，可直接吸收利用，尤应注意选用。建议每周吃1或2次动物肝脏，总量达85 g猪肝或40 g鸡肝。

乳母对碘的需要较孕前增加一倍，为保证乳汁中碘、$w-3$多不饱和脂肪酸

（如 DHA）的含量，乳母应选用碘盐烹调食物，适当摄入海带、紫菜、鱼、贝类等富含碘或 DHA 的海产品。建议至少每周摄入 1 次海鱼、海带、紫菜、贝类等海产品，采用加碘盐烹调食物。

（二）产褥期食物多样不过量，重视整个哺乳期营养

乳母的膳食营养状况是影响乳汁质与量的重要因素。尤其是维生素和矿物质的浓度较易受乳母膳食的影响，因此必须注重哺乳期的营养，以保证乳汁的质和量。

产褥期膳食应是由多样化食物构成的平衡膳食。若“坐月子”期间动物性食物摄入过多，会加重消化系统和肾脏负担，并造成能量过剩导致肥胖；若蔬菜、水果等摄入不足则使维生素、矿物质和膳食纤维的摄入量减少，影响乳汁中维生素和矿物质的含量，并增加乳母便秘、痔疮等疾病的发病率。因此，产褥期食物应均衡、多样、充足，但不过量，以保证乳母健康和乳汁质量。

应重视整个哺乳期的营养，以保证持续母乳喂养。有调查显示，产妇“坐月子”过后动物性食物明显减少，很快恢复到孕前饮食，使得能量和蛋白质等营养素往往达不到乳母的推荐摄入量。因此，要同样重视产褥期过后的哺乳期的营养，将肉、禽、鱼、蛋等含优质蛋白质的食物均衡分配，以保证乳汁的质和量，这样才有利于乳母健康及持续母乳喂养。

有些产妇在分娩后的最初 1～2 天感到疲劳无力或肠胃功能较差，可选择较清淡、稀软、易消化的食物，如面片、挂面、馄饨、粥、蒸或煮的鸡蛋及煮烂的肉菜，之后就可过渡到正常膳食。对于剖宫产妇女，由于剖宫产术一般采用区域麻醉，对胃肠的影响比较轻，术后一般给予流食，但忌用牛奶、豆浆等胀气的食物，肛门排气后可恢复正常饮食。对于采用全身麻醉或手术情况较为复杂的剖宫产术后妇女，其饮食需遵医嘱。产褥期可比平时多吃些鸡蛋、禽肉类、鱼类、动物肝脏、动物血等以保证供给充足的优质蛋白质，并促进乳汁分泌，但不应过量。还必须重视蔬菜、水果的摄入。

产褥期一天膳食搭配举例如下。早餐：菜肉包子、小米红枣稀饭、拌海带丝；上午加餐：牛奶；午餐：豆腐鲫鱼汤、炒黄瓜、米饭；下午加餐：苹果；晚餐：炖鸡汤、虾皮炒小白菜、米饭；晚上加餐：牛奶、煮鸡蛋。为保证维生素 A 和铁的供给，建议每周吃 1 或 2 次动物肝脏，总量达 85 g 猪肝或 40 g 鸡肝。哺乳期妇女一日食物建议量见表 3－5。

表 3－5　哺乳期妇女一日食物建议量

食物种类	建议量（g/d）
谷类/薯类（全谷物和杂豆不少于 1/5）	250～300

续表3－5

食物种类	建议量（g/d）
蔬菜类（有色蔬菜占 2/3 以上）	300～500
水果类	200～400
鱼、禽、蛋、肉类（含动物内脏）	200～250
牛奶	400～500
大豆类	25
坚果	10
烹调油	25
食盐	6

（三）心情愉悦，睡眠充足，促进乳汁分泌

1. 乳汁分泌受情绪、心理、睡眠时间影响

乳汁分泌包括泌乳和排乳，泌乳受催乳素调控，排乳受催产素调控。乳母的情绪、心理及精神状态可直接兴奋或抑制大脑皮质来刺激或抑制催乳素及催产素的释放，也可通过神经－内分泌来影响调控。乳母心理状态良好、自信心强、积极乐观可促使催产素分泌，增加乳汁排出，反之则会降低乳汁的合成量。所以，家人应充分关心乳母，经常与乳母沟通，帮助其调整心态，舒缓压力，愉悦心情，树立母乳喂养的自信心。若产后睡眠不足，不但不利于产妇恢复，也影响乳汁分泌。因此应合理安排产妇作息，保证每天睡眠 8 小时以上，以促进乳汁分泌及产妇健康。

2. 乳母摄水量与乳汁分泌量密切相关

营养是泌乳的基础，而食物多样化是充足营养的基础。除营养素外，乳母每天摄水量与乳汁分泌量也密切相关，由于产妇的基础代谢较高，出汗多，再加上乳汁分泌，需水量高于一般人，故乳母饮水量不足时，可使乳汁分泌减少，因此乳母多喝一些水或汤汁是有益的。鱼汤、鸡汤、肉汤、豆腐汤等营养丰富，含有可溶性氨基酸、维生素和矿物质等营养成分，不仅味道鲜美，还能刺激消化液分泌，改善食欲，帮助消化，促进乳汁分泌。有调查显示，大豆、花生加上各种肉类，如猪腿、猪排骨或猪尾煮汤，鲫鱼汤，黄花菜鸡汤，醋与猪脚和鸡蛋煮汤等均能促进乳汁分泌。乳母每日需水量应比一般人增加 500～1000 ml，达到每天 2000 ml 左右，每餐应保证有带汤水的食物。

3. 尽早开奶，频繁吸吮

分娩后开奶应越早越好。坚持让婴儿频繁吸吮，24 小时内至少 10 次。吸吮

时将乳头和乳晕的大部分同时含入婴儿口中，让婴儿吸吮时能充分挤压乳晕下的乳窦，使乳汁排出，这样能有效刺激乳头上的感觉神经末梢，促进泌乳反射，使乳汁越吸越多。

（四）坚持哺乳，适度运动，逐步恢复适宜体重

产后体重滞留是导致女性远期肥胖的主要因素，而肥胖是许多慢性病的重要诱因，这些疾病会影响女性的终生健康。乳汁分泌可消耗在孕期储存的脂肪，有利于乳母体重尽快恢复。此外，适量的运动可防止脂肪沉积，随着体力活动增加，体重滞留逐渐减少。因此，妇女产后除注意合理膳食外，还应尽早开始进行适当的活动和做产后健身操，并坚持母乳喂养，这样可促使产妇机体复原，保持健康体重，有利于预防后期糖尿病、心血管疾病、乳腺癌等慢性病。

1. 产褥期的运动方式

产褥期运动可采用产褥期保健操。产褥期保健操应根据产妇的分娩情况、身体状况循序渐进地进行。顺产产妇一般在产后第 2 天就可以开始，每 1～2 天增加 1 节，每节做 8～16 次。6 周后可选择新的锻炼方式。

2. 产褥期后的运动方式

产后 6 周开始可以进行有氧运动，如散步、慢跑等。一般从每天 15 分钟逐渐增加至每天 45 分钟，每周坚持 4 或 5 次，形成规律。对于剖宫产的产妇，应根据自己的身体状况（如贫血和伤口恢复情况），缓慢增加有氧运动及力量训练。

（五）忌烟酒，避免浓茶和咖啡

乳母吸烟、饮酒会影响乳汁分泌，通过抑制催产素和催乳素进而减少乳汁的分泌。尼古丁和酒精也可通过乳汁进入婴儿体内，影响婴儿睡眠及精神运动发育。研究证明，母亲饮酒可减少泌乳量，还可改变乳汁的气味从而减少婴儿对乳汁的摄取。此外，浓茶和咖啡里含有较多的咖啡因，研究显示，哺乳期母亲摄入咖啡因可引起婴儿烦躁及影响婴儿睡眠质量，长期摄入可影响婴儿神经系统发育。哺乳期间，母亲应忌烟酒，避免饮用浓茶和咖啡。

二、哺乳期的营养需求

由于妊娠和分娩过程消耗了母体大量的营养贮备，产后身体器官恢复及母乳喂养、乳腺发育和产乳需要，产后妈妈对能量及各种营养素的需要量均较平常大大增加，但能量及各种营养素应根据需要调整，不足和过量均会造成不良后果。

（一）能量需求

母体在分娩过程中需消耗大量能量，产褥期各组织器官的修复也需要能量补充，还需供给泌乳所需能量及乳汁所含能量，因此，哺乳期需要增加膳食能量摄

入，进而维持母体正常活动，保证乳汁质量，促进产后恢复。母乳在不同时期所含能量不同，初乳约为 671 kcal/L，过渡乳为 735 kcal/L，成熟乳为747 kcal/L。考虑到泌乳能量损失及产后体重恢复等因素，中国营养学会推荐产后 6 个月内乳母每日能量需要在非孕女性的基础上增加 500 kcal。乳母能量摄入很低时，泌乳量可减少到正常的 40%～50%；严重营养不良时泌乳量可降低到 100～200 ml/d；饥荒时乳母甚至可能完全终止泌乳。乳母的能量摄入主要由产后恢复、乳汁分泌情况及体重变化决定。

（二）蛋白质

乳母每日摄入充足的优质蛋白质，既可促进产后恢复，加快修复创伤，又可促进乳汁分泌，保障乳汁的质量，满足新生儿的营养需求。若膳食蛋白质供给不足，将显著降低乳母的泌乳量并影响乳汁中的蛋白质的氨基酸组成。乳汁中蛋白质含量随哺乳时间变化而变化，初乳中蛋白质含量约为22.9 g/L，过渡乳为 15.9 g/L，成熟乳为 10.6 g/L。我国乳母产后前 6 个月泌乳量为 500～700 ml/d，后 6 个月为 400～600 ml/d。考虑到我国膳食蛋白质结构成分以植物蛋白性食物为主，中国营养学会推荐产后 6 个月内乳母每日增加 25 g 蛋白质摄入，达到每日 80 g 蛋白质。鱼、禽、蛋、瘦肉、牛奶及大豆类等都是优质蛋白质的良好食物来源，乳母应适当增加摄入。素食的女性可通过摄入植物性蛋白，如豆类、坚果、水果、块茎类蔬菜及谷物，来满足哺乳期对多种必需氨基酸的需要。

（三）脂类

哺乳期尤其在“坐月子”期间，部分乳母受到传统习俗的影响，为增加泌乳量，摄入大量高脂食物。高脂食物不易消化，影响食欲，造成能量过剩和脂肪堆积，不利于恢复体重。过多脂肪摄入还可能增加乳汁中的脂肪含量，导致宝宝脂肪性腹泻。因此，哺乳期脂肪的摄入应适当。乳汁脂肪酸的含量和组成直接受到乳母饮食的影响，与乳母膳食脂肪摄入量和种类有关。乳母可通过乳汁传递宝宝大脑及身体发育必需的脂肪酸，乳汁分泌使得母体对 $w-3$ 多不饱和脂肪酸的需求量增加。DHA 与新生儿大脑及视觉功能的发育密切相关，还与新生儿过敏、炎性反应、妊娠期并发症、产后抑郁有关。而乳母体内合成有限，需要额外摄取。中国营养学会推荐乳母每日“EPA+DHA”的适宜摄入量为 250 mg，其中 DHA 至少 200 mg。因此，乳母在保障适量脂类摄入的同时，应当增加深海鱼虾类及坚果等富含多不饱和脂肪酸食物的摄入比例。

（四）碳水化合物

碳水化合物是能量的主要来源，碳水化合物的摄入可以预防高脂膳食导致的酮症，膳食中不可用高脂高蛋白的食物完全取代碳水化合物。乳母在分娩时能量消耗大，碳水化合物是补充能量的良好来源。而且，摄入碳水化合物可以在较快的时间内升高血糖，对于分娩时低血糖状态的改善有较大帮助。故乳母应重视摄入碳水化合物，增加谷薯、杂豆等主食的摄入，继续保持高纤维、低精制糖的饮食模式，有助于女性产后减轻体重，并降低其远期发生心血管疾病及代谢性疾病的风险。

（五）脂溶性维生素

脂溶性维生素包括维生素 A、维生素 D、维生素 E、维生素 K。维生素 A 与新生儿视觉功能、体格生长及免疫功能密切相关。新生儿体内维生素 A 贮存水平较低，母乳是新生儿维生素 A 的良好来源。产褥期妇女体内维生素 A 可少量通过乳腺进入乳汁，适量增加膳食维生素 A 的摄入，可以有效提高乳汁中维生素 A 的水平。产褥期妇女需要注意膳食的合理调配，多吃富含维生素 A 的食物，如动物肝脏、蛋黄、奶类、深绿色和红黄色蔬菜等。每周摄入 1 或 2 次猪肝（总量 85 g）或鸡肝（40 g），可满足每日维生素 A 的需要量。产后乳母体内的维生素 D 几乎不能通过乳腺进入乳汁，乳汁中维生素 D 的含量很低，不能满足宝宝的需要。母体血清维生素 D 水平较低可能是产后抑郁的重要危险因素，因而产后应适当接触户外阳光，必要时可在医师的指导下补充维生素 D 制剂。维生素 E 与红细胞生成有关，还具有促进乳汁分泌的作用。维生素 E 可通过乳腺进入乳汁，乳母膳食维生素 E 摄入增加，乳汁中维生素 E 含量也相应增加。维生素 E 主要来源于植物油、坚果等。

（六）水溶性维生素

绝大多数水溶性维生素与母体健康及婴幼儿生长发育密切相关，同时，母乳中水溶性维生素的含量易受乳母膳食摄入水平的影响，因此，乳母应注意水溶性维生素的摄入。维生素 B_1、维生素 B_2、烟酸的供给应随乳母能量需要的增加而增加。维生素 B_1 可改善乳母食欲，促进乳汁分泌，因此乳母的主食不能过于精细，缺乏豆类及肉类等副食可导致乳汁中维生素 B_1 缺乏，诱发宝宝脚气病。因此，乳母应当增加豆类、坚果类及全谷类食物的摄入，提高膳食维生素 B_1 的摄入水平。维生素 B_2 缺乏干扰体内铁的吸收利用，影响婴幼儿的生长发育。乳母应多吃些动物肝脏、奶、蛋类及绿叶蔬菜等富含维生素 B_2 的食物，以提高机体及乳汁中的维生素 B_2 水平。乳母叶酸需要量高于正常未孕妇女。母乳中的叶酸来源于母体储备，因此除非乳母严重缺乏叶酸，母乳喂养的婴儿叶酸摄入量一般是足够的。叶酸缺乏可能是诱发乳母产后抑郁的危险因素之一。世界卫生组织建议乳母在产后 0～3 个月内，每日额外补充 400 μg 叶酸以预防贫血，对于计划再次妊娠的女性，也建议坚持每日补充 400 μg 叶酸。维生素 C 具有促进伤口愈合、帮助铁的吸收、提高机体免疫力的作用，乳汁中维生素 C 的含量与乳母膳食维生素C摄入情况密切相关。新鲜蔬菜及水果是维生素C的良好来源。

（七）矿物质

乳母每日因产乳流失160～250 mg钙，并通过增加骨钙动员来满足泌乳需求。人乳中钙含量受乳母膳食钙摄入情况的影响较小。中国营养学会推荐乳母膳食钙总量为1000 mg/d。产褥期妇女应增加牛奶的摄入，每天饮奶总量达到500 ml，即可获得约540 mg的钙，同时注意选用深绿色蔬菜、豆制品、虾皮等含钙量丰富的食物，可保证每日的膳食钙摄入。

铁是人体重要的必需微量元素，不能通过乳腺输送到乳汁，人乳中含铁量很少。乳母铁元素丢失的主要原因是分娩过程中失血量较大，如果产褥期得不到及时的补充，容易导致产后贫血。有的乳母在孕期已患贫血，产后则贫血加重。故产褥期需要通过饮食补铁，以预防或纠正贫血。世界卫生组织推荐乳母在产后3个月之内每日应补充60 mg的铁剂，以预防贫血的发生。动物肝脏、动物血和瘦肉是铁的良好来源。

碘和锌这两种微量元素与婴儿神经系统的生长发育及免疫功能关系较为密切，乳汁中碘和锌含量均受乳母膳食的影响。0～6个月婴儿的主要碘来源是母乳，碘缺乏可能导致新生儿甲状腺功能减退和甲状腺肿的发生。哺乳期妇女碘的需要量应是非哺乳期妇女碘的平均需要量和每日乳汁中碘损失量的总和。产褥期乳母应当选用碘盐烹调食物，并每周摄入1或2次海带、紫菜、鱼等含碘食物，满足产褥期碘的营养需求。锌与婴儿的生长发育及免疫功能密切相关，且有助于增加乳母对蛋白质的吸收和利用。乳母膳食中增加锌的摄入量，乳汁中锌含量也增高。动物性食物和贝壳类海产品是锌的主要食物来源。

（八）水

由于乳母的基础代谢较高，出汗多，再加上乳汁分泌，每日需水量应比一般人约增加1000 ml。中国营养学会推荐乳母饮水适宜量为2.1 L/d，产褥期妇女应适量饮水，适量增加牛奶、汤汁、粥等液体食物的摄入，满足每日水的需求并促进乳汁分泌。但要避免浓茶、咖啡和含酒精饮料等。

第八节　《中国居民膳食指南（2016）》解读

《中国居民膳食指南（2016）》是膳食营养的基础，它涵盖了各类人群平衡膳食均应遵守的基本膳食原则，全面介绍食物的选择、食物种类的搭配、各类食物的好处、烹饪方法、饮食文化、食物量的控制、运动、体重控制等与理想膳食模式相关的内容。掌握该膳食指南的内容有助于树立健康饮食的理念，更好地为特殊人群提供科学的指导和服务。《中国居民膳食指南（2016）》主要包括六方面内容，以下是关键推荐。

一、食物多样，谷类为主

每日多种多样的食物才能满足人体的营养需要，合理膳食模式可降低心血管疾病、2型糖尿病、结直肠癌、乳腺癌的发病风险，对孕妇及乳母同样重要，能够满足母体及宝宝的全面营养需求。食物多样，谷类为主是理想膳食模式的重要特征，膳食中碳水化合物提供的能量应占总能量的50%以上。日常生活中学会将食物归类到谷薯类、蔬菜水果类、畜禽鱼蛋奶类、大豆坚果类，使食物多样化，并合理控制食物摄入量，就可以做到饮食健康。每天的膳食应包括谷薯类、蔬菜水果类、畜禽肉蛋奶类、大豆坚果类等。每天摄取12种以上食物，每周25种以上。通常正常成人每天摄入谷薯类食物250～400 g，其中全谷物和杂豆类为50～150 g，薯类为50～100 g。摄入谷类、薯类、杂豆类食物平均每天3种以上，每周5种以上；蔬菜、菌藻和水果类食物平均每天4种以上，每周10种以上；鱼、蛋、禽肉、畜肉类食物平均每天3种以上，每周5种以上；奶、大豆、坚果类食物平均每天2种，每周5种以上。按照一日三餐食物品种数的分配，早餐摄入4或5个品种，午餐摄入5或6个品种，晚餐摄入4或5个品种，加上零食1或2个品种。

全谷物、薯类和杂豆的血糖生成指数远低于精制米面，对控制妊娠期糖尿病和产后血糖非常关键。全谷物是指未经精细化加工或虽经碾磨、粉碎、压片等处理但仍保留了完整谷粒所具备的胚乳、胚芽、麸皮及其天然营养成分的谷物；粗粮指大米、白面这些细粮以外的谷类及杂豆，包括小米、高粱、玉米、荞麦、燕麦、薏米、红小豆、绿豆、芸豆等。大豆指黄豆和黑豆，杂豆类是除大豆类外的豆类，包括绿豆、红豆、黑豆、芸豆（干）、蚕豆（干）等。薯类有土豆、红薯、山芋、芋头、山药、木薯等。目前，马铃薯和芋薯又常被作为蔬菜食用。薯类的碳水化合物含量为25%左右，蛋白质、脂肪含量较低。马铃薯中钾含量丰富。薯类维生素C含量较谷类高。甘薯中的胡萝卜素含量比谷类高，甘薯还含有丰富的纤维素、半纤维素和果胶等，可促进肠道蠕动，预防便秘。在外就餐，特别是聚餐时，容易忽视主食。点餐时，宜先点主食或蔬菜类，不能只点肉菜或酒水；就餐时，主食和菜肴同时上桌，不要在用餐结束时才把主食端上桌，避免主食吃得很少或不吃主食的情况。在家吃饭，每餐都应该有米饭、馒头、面条等主食，各餐主食可选不同种类的谷类食材。采用各种烹调加工方法将谷物制作成不同口味、风味的主食，可丰富谷类食物的选择，易于实现谷物为主的膳食模式。

二、吃动平衡，健康体重

吃动平衡是在健康饮食、规律运动的基础上，保证食物摄入量和身体活动量的相对平衡。随着生活水平的不断提高，大中城市甚至农村地区的居民生活方式逐渐西化，在吃饱饭的基础上，能量摄入相对过剩，需要适当减少高能量食物的摄入并增加身体活动，以促进健康，预防和减少疾病的发生。

健康体重的判定常用两种方法。BMI法：BMI的计算参见第一章，中国人BMI的正常范围是18.5～23.9；标准体重法：标准体重的计算参见第一章，标准体重正负10%以内是正常体重。如果能够做到以下的行为改变，维持健康体重其实很容易：在家里准备一台电子秤或体重秤；经常算一算自己的BMI，了解自己的体重在什么范围，体重稳定或变化速度反映身体健康状况，避免过快增重或减重；按照平衡膳食的模式准备自己和家人的食物；注意膳食能量，不过量，少吃剩饭；养成坚持运动的好习惯，在循序渐进中改善健康；保持良好的作息和生活方式；培养良好的心态，乐于分享健康心得，愉快生活，健康营养。

各年龄段人群都应天天运动，保持健康体重。每周至少进行5天中等强度身体活动，累计150分钟以上。减少久坐时间，每小时起来动一动，动则有益，可充分利用外出、工作间隙、家务劳动和闲暇时间，尽可能增加动的机会，减少静坐时间。中等强度身体活动指需要花费中等力气完成，呼吸较平常稍微增强的活动。中等强度身体活动中的步行是指中等速度（4 km/h）以上的步行，6000步需要40～60分钟，也相当于骑自行车40分钟、跳绳20分钟、瑜伽40分钟、网球30分钟、中速步行60分钟等。运动和食物选择一样，也要多样化，包括有氧运动、抗阻力运动、柔韧性运动等。有氧运动如慢跑、游泳、自行车等可提高人体心肺耐力，也可有效减少机体脂肪堆积。抗阻力运动如哑铃、沙袋、弹力带和健身器械等可延缓运动功能丢失，增加身体肌肉量，强壮骨和关节，预防心血管疾病，每2～3天进行1次肌肉力量锻炼，每次8～10个动作，每个动作做3组，每组重复8～15次，如颈后臂屈伸、俯卧撑、深蹲等。柔韧性运动有太极拳、瑜伽、舞蹈等，每天10～15分钟，可增强韧带的柔韧性、关节的灵活性、肌肉记忆力，有利于修身养性，平复情绪。

食不过量也是控制体重的关键。膳食指南中推荐的食物重量指的是食物生重，1小碗米约75 g，1小碗菜约200 g，1小碗肉约200 g。有条件者可以在厨房自备电子秤，计算每日食物摄入量。

食不过量需要做到：

（1）每天定时定量进餐。避免过度饥饿，引起大脑饱食中枢反应迟钝，下一餐进食过量；避免进食过快，无意中过量进食，大脑和胃肠反应不同步。

（2）积极提倡分餐制，根据个人的生理条件和身体活动量，进行标准化配餐，大概记录自己的食物份和量。

(3) 每顿少吃一两口。坚持每顿少吃一两口，对预防能量摄入过多引起的超重和肥胖有良好的作用。对于容易发胖的人，强调适当限制进食量，最好在感觉还欠几口的时候就放下筷子。

(4) 减少高能量食品的摄入。学会看食品标签上的营养成分表，了解食品的能量值，少选择高脂肪、高糖含量的食物。

(5) 减少在外就餐的次数。在外就餐或聚餐会无意中增加能量的摄入，也无法控制食物的烹饪方法，往往会增加糖、盐、油的摄入，时间久了，自然会增加身体脂肪储备，甚至增加患慢性病的风险。

三、多吃蔬果、奶类、大豆及其制品

蔬果、奶类和大豆及其制品是平衡膳食的重要组成部分，坚果是膳食的有益补充。蔬果能够提供丰富的微量营养素、膳食纤维和植物化学物，是理想膳食模式的重要组成部分。增加蔬果的摄入可降低中风和冠心病的发病风险以及心血管疾病的死亡风险。摄入蔬菜可降低食管癌和结肠癌的发病风险，十字花科蔬菜可降低胃癌和结肠癌的发病风险。提倡餐餐有蔬菜，每天摄入 300～500 g 蔬菜。吃蔬菜时不仅要看量，还要看颜色，因为深色蔬菜含有的维生素和矿物质比浅色蔬菜丰富，深色蔬菜应占 1/2。天天吃水果，保证每天摄入 200～350 g 新鲜水果。果汁不能代替鲜果。日常生活中很多人认为果汁浓缩了水果的精华，比新鲜水果更营养。其实不然，果汁并不能代替鲜果，果汁在制备的过程中会丢失部分维生素、植物化学物和纤维素。

奶类和大豆及其制品富含钙、优质蛋白质和 B 族维生素，对降低慢性病的发病风险具有重要作用。牛奶富含钙质，多摄入可增加骨密度，酸奶可缓解便秘，调节肠道微生态平衡。大豆及其制品可降低乳腺癌、骨质疏松、胃癌、高血压的发生风险。提倡吃各种奶制品，摄入量相当于每天液态奶 300 克。经常吃豆制品，每天摄入大豆 25 g 以上。大豆制品分为非发酵豆制品和发酵豆制品两类。非发酵豆制品有豆浆、豆腐干、腐竹等。发酵豆制品有豆豉、豆瓣酱、腐乳、臭豆腐、豆汁等。提倡适量吃坚果。

简单的实施办法如下：

(1) 餐餐有蔬菜。每餐吃一大把蔬菜，其中深色蔬菜占 1/2；巧烹饪，保持蔬菜营养。

(2) 天天吃水果。

(3) 选择多种多样的奶制品，把牛奶当作膳食的必需品。

(4) 常吃大豆及其制品，豆腐、豆干、豆浆、豆芽、发酵豆制品都是不错的选择。

（5）坚果有益健康但不可过量，以一周 50～70 g 为宜。

四、适量吃鱼、禽、蛋、瘦肉

鱼、禽、蛋、瘦肉均为动物性食物，属于优质蛋白质的重要来源，也是脂溶性维生素和某些矿物质的良好来源，有些也含有较高的脂肪和胆固醇。所以，鱼、禽、蛋、瘦肉的摄入要适量，需做到：控制总量，分散食用，切小块烹制，在外就餐时减少加工肉类摄入，以瘦肉为主，配着蔬菜吃。在烹饪方面尽量做到：减少营养损失和避免有害变化，如挂糊上浆既可增加口感，又可减少营养素丢失；多蒸煮炖，少烧烤炸。既要喝汤，也要吃肉，喝汤弃油。

动物性食物优选鱼和禽类，鱼和禽类脂肪含量相对较低，鱼类含较多不饱和脂肪酸，有些鱼类富含二十碳五烯酸（EPA）和二十二碳六烯酸（DHA）。去皮禽类脂肪含量相对较低。建议每周吃鱼 280～525 g，畜禽肉 280～525 g，蛋类 280～350 g，总量不超过 1.1 kg。建议将这些食物分散到每天各餐中，避免集中食用。最好每餐可见肉，以便更好地发挥蛋白质互补作用。

蛋类的各种营养成分比较齐全，营养价值高，但胆固醇含量也高，摄入量不宜过多。但吃鸡蛋不必弃蛋黄，平均每天大约可以吃 1 个。一般来讲，高胆固醇食物饱和脂肪酸含量往往也高，如脑花、肥肠等。膳食中饱和脂肪酸供能比应该限制在 10％以下。高胆固醇食物应该适量选择。

畜肉中血红素铁的利用较好，但饱和脂肪酸含量较高。常见的畜肉有猪、牛、羊、兔肉等，禽肉有鸡、鸭、鹅肉等。以肉的颜色将肉分为红肉（畜肉）和白肉（鱼肉和禽肉），白肉中富含多不饱和脂肪酸，而红肉富含铁、锌、硒等矿物质和维生素。建议吃畜肉应选择瘦肉，瘦肉脂肪含量较低。

为调整好鱼、禽、蛋、瘦肉的摄入量，应学会掌握食物分量，了解常见食材或熟食品的重量，可在烹饪时掌握食块的大小，以及在食用时主动掌握食物的摄入量。大块的肉，如红烧肘子、鸡腿、粉蒸肉等，如果不了解其重量，往往会过量摄入，因此在烹饪时宜切小块烹制。烹制成的大块畜禽肉或鱼，最好分成小块再食用。在外就餐时，常会增加动物性食物的摄入量，建议尽量减少在外就餐的次数，如果需要在外就餐，点餐时要做到荤素搭配，清淡为主，尽量用鱼和豆制品代替畜禽肉。腌制品指用食盐或以食盐为主，添加亚硝酸钠、蔗糖等材料处理的肉类。烟熏肉制品指利用没有完全燃烧的烟气对食物进行烟熏。过多食用烟熏和腌制肉类可增加肿瘤的发生风险，应当少吃。

五、少盐少油，控糖限酒

我国多数居民目前食盐、烹调油和脂肪摄入过多，这是高血压、肥胖和心脑血管疾病等的发病率居高不下的重要原因，因此应当培养清淡饮食习惯。尤其要注意清淡饮食习惯要从孕期和娃娃抓起，胎儿期已可通过胎盘和羊水感受母体的口味，从添加辅食开始家庭饮食口味已开始影响宝宝。

（一）少盐

在食用盐中加入碘强化剂后，平均碘含量为20～30 mg/kg，因此5 g碘盐可提供碘100～150 μg。建议成人每天食盐不超过6 g（啤酒盖1瓶盖），豆瓣酱、辣椒酱、酱油、调味料、泡菜、酱菜等都含钠，可通过换算控制1天的盐的摄入量，1 g钠可以换算为大约2.5 g盐，所以营养标签上的钠含量乘以2.5就是大概的含盐量了。20 ml酱油含3 g食盐，10 g蛋黄酱含1.5 g食盐。烹制时加糖会掩盖咸味，故不能仅凭品尝来判断食盐是否过量，使用量具更准确。烹饪可用新鲜食材，巧用替代物如葱、姜、蒜、醋等调味。

（二）少油

食用油包括植物油和动物油，是人体必需脂肪酸和维生素E的重要来源，有助于食物中脂溶性维生素的吸收利用。烹调油提供人体所需脂肪，约占总脂肪的53%左右。不同植物油脂肪酸构成不同，如橄榄油、茶油、菜籽油的单不饱和脂肪酸含量较高，玉米油、葵花籽油则富含亚油酸，胡麻油（亚麻籽油）中富含α－亚麻酸。建议每天摄入烹调油25～30 g（茶匙2～3勺）。选择蒸、煮、炖、焖等烹调方法可减少用油量；坚持定量用油，控制总量，使用有刻度的控油壶；少吃富含饱和脂肪酸和反式脂肪酸的食物，例如饼干、蛋糕、加工肉制品以及薯条、薯片等；少摄入肥肉、油汤、鸡皮等；注意饭菜不要混合食用，防止摄入过量油脂；经常更换烹调油的种类，食用多种植物油，减少动物油的用量。

（三）控糖

添加糖是指在食品生产和制备过程中被添加到食品中的糖及糖浆，主要有蔗糖、葡萄糖和果糖。添加糖是纯能量食物，不含其他营养成分。人天生喜欢甜味，糖非常容易被人体消化吸收。除果糖外，所有糖都具有较高的升高人体血糖的作用。果糖是目前已知天然糖中最甜的糖。由于饮食文化习惯不同，我国用于茶、咖啡、烹饪的添加糖总量并非过高，但现代化生活中的隐性添加糖，如各种甜味饮料、甜点等使其摄入增多，导致能量比例增大，这是应该控制的。过多摄入添加糖可增加龋齿和超重的发生风险，建议每天摄入不超过50 g，最好控制在25 g以下（包括所有含糖食物和零食中的糖，通过食物标签获得）。家庭烹饪控制糖作为佐料加入菜肴中，如红烧、糖醋等。

（四）限酒

大量饮酒使碳水化合物、蛋白质及脂肪的摄入量减少，维生素和矿物质的摄入量不能满足机体需要；可造成上消化道损伤及肝脏功能损害，影响营养物质的消化、吸收和转运；干扰脂类、糖类和蛋白质等营养物质的正常代谢。故提倡不饮酒或适量饮酒。儿童青少年、孕妇、乳母不应饮酒，特定职业或特殊状况人群，如驾车、操纵机器、对酒精过敏、血尿酸过高、患有某些疾病（如高甘油三酯血症、胰腺炎、肝脏疾病等）的人，正在服用可能会与酒精产生作用的药物的人不应饮酒。成人如饮酒，男性酒精量≤25 g/d，女性≤15 g/d。

酒精量=饮酒量（ml）×度数（%）×0.8

换算成不同酒类：

25 g 酒精=啤酒 750 ml=葡萄酒 250 ml=38°白酒 75 g=高度白酒 50 g

15 g 酒精=啤酒 450 ml=葡萄酒 150 ml=38°白酒 50 g=高度白酒 30 g

（五）足量饮水

在温和气候条件下，建议成年男性每日最少饮用 1700 ml（约 8.5 杯）水，女性最少饮用 1500 ml（约 7.5 杯）水。最好的饮水方式是少量多次，每次 1 杯（200 ml），不鼓励一次大量饮水，尤其是在进餐前，大量饮水会冲淡胃液，影响食物的消化吸收。除早、晚各 1 杯水外，在三餐前后可饮用 1～2 杯水，分多次喝完，也可饮用较淡茶水替代一部分白开水。此外，在炎热夏天，饮水量需相应增加。对于运动量大、劳动强度高或暴露于高温、干燥等特殊环境的人，如运动员、农民、军人、矿工、建筑工人、消防队员等，全天饮水推荐量大大超过普通人，并同时补充一定量矿物质（盐分）。

六、杜绝浪费，兴新食尚

勤俭节约、珍惜食物、杜绝浪费是中华民族的美德。按需选购食物，按需备餐，提倡分餐不浪费。选择新鲜卫生的食物和适宜的烹调方式，保障饮食卫生。学会阅读食品标签，合理选择食品。树文明饮食新风应该从每个人做起，回家吃饭，享受食物和亲情，传承优良饮食文化。

（一）不浪费食物是居民的基本素质

（1）按需求制订购买计划，依据食物特性选择适宜的储藏方式。

（2）提倡小分量，实现食物多样化和减少浪费。应充分利用食物，减少食物垃圾。

（3）以食品安全为前提，剩饭最好直接加热食用，也可加工成其他形式，烹饪过的叶菜不宜隔夜食用。

（4）无论在家还是在外，都应该做到饮食文明礼貌，讲卫生不浪费，主动分餐或简餐。家长应有意识地培养这样的习惯和素质，以对孩子良好饮食习惯的养成起到积极的作用。

（二）分餐制是现代生活方式的趋势

（1）预防经口传播疾病：避免共同用餐时个人使用的筷子、勺子接触公众食物。

（2）节约粮食，减少浪费：聚餐场合或在外就餐时往往会过量购买和过量备餐，如分餐便可按量取舍，剩余饭菜还可打包带走。

（3）定量取餐，按需进食，保证营养平衡：学习认识食物，熟悉量化食物，有助于良好饮食习惯的养成。

（三）新鲜卫生的食物是保证营养的基础

（1）首选当地当季食物，缩短食物运输里程，减少污染机会，保证食物新鲜卫生和营养，同时做到节能、低碳、环保。

（2）学会辨别新鲜食物，通过看、触、闻等方法了解食物的外观、色泽、气味等以辨别。

（3）水果和蔬菜要浸泡和洗净，清除其表面的污物、微生物、残留农药，尤其是直接生吃水果和蔬菜时，更需洗净。

（4）食物生熟要分开，在食物清洗、切配、储藏的整个过程中，生熟都应分开。

（5）食物要完全煮熟，适当温度的烹调可杀死几乎所有的致病性微生物，彻底煮熟食物是保证饮食安全的有效手段，尤其是畜、禽、蛋和水产品等微生物污染风险较高的食品。

（6）熟食或者隔顿、隔夜的剩饭在食用前须彻底加热，以杀灭储存时增殖的致病性微生物。

（7）根据食物属性选择储存方式，储存目的是保持新鲜，避免污染。

（四）学会识别食品标签

食品标签可传递食物新鲜度、产品特点、营养等信息。

（1）日期信息：日期包括生产日期和保质期。

（2）配料表：配料表是了解食品主要原料、鉴别食品属性的重要途径，应特别关注添加剂种类。

（3）营养标签：标签上的营养成分表显示该食品所含的能量、蛋白质、脂肪、碳水化合物、钠等基本信息，有助于使人们了解食品的营养组分和特征。

（4）注意过敏食品及食品中的过敏原信息：常见的容易引起过敏的食品有奶（牛奶、山羊奶等）、坚果类（杏仁、胡桃、花生、榛子和腰果等）、豆类（大豆、豌豆、蚕豆等）、蛋类、海产品（虾、贝壳类）等。根据孕妇和婴幼儿的过敏源检测或日常观察避免摄入以上食品。

（五）回家吃饭有诸多好处

（1）饮食健康：在家烹调不仅可以增加生活乐趣，还有助于实践少盐少油的清淡口味饮食，同时还能有效控制饭菜的食用量，合理搭配各类食物。

（2）尊老爱幼：家长陪伴儿童进餐可了解孩子对食物、味道的喜恶，进而调整烹饪方法或及时纠正儿童的不良饮食习惯。陪伴老人进餐，了解老人胃口的好坏，是了解老人健康状况的重要指标。照顾年长老人、陪伴老人进餐，是晚辈的责任和义务。

（3）情感沟通：经常在家吃饭的孩子不容易心情低落或饮食紊乱，有利于家长更早发现问题，改善不良情绪。

（4）饮食文化传承：食物不仅有营养，也反映了人们的文化传承、饮食习惯、生活状态。

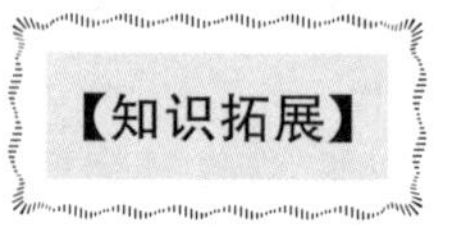

表1　各类食物的营养与建议

种类	营养	建议
谷物	谷物包括稻米、小麦、玉米、高粱、小米、大麦、燕麦、荞麦等种类，含膳食纤维、多种矿物质和维生素。全谷指包括胚乳、糠麸、胚芽在内的完整籽粒。加工去除糠麸与胚芽后为精细谷物。	推荐每日摄入谷物中至少一半应是全谷物。
蔬菜	蔬菜是膳食纤维、维生素A、维生素E、维生素K、维生素B_1、维生素B_2、维生素B_6、维生素C、叶酸、烟酸、胆碱、钾、镁、铁、铜、锰等的来源。深绿色蔬菜含维生素K最多，橘黄色蔬菜含维生素A最多，豆类含膳食纤维最多，淀粉类含钾最多。	选择多种蔬菜以获得多种营养素。
水果	水果含膳食纤维、钾、维生素C，包括全果与无糖的100%果汁。	摄入水果时至少一半是整果，摄入100%果汁时不要添加糖，摄入罐头或干制果品，应选择添加糖最少的。
肉禽类	瘦肉与禽肉含脂肪少于10%，饱和脂肪酸少于4.5%，胆固醇少于95 mg。瘦肉每两含能量90 kcal，而脂肪含量高的肉含能量160～180 kcal。	少食腌、熏、晒、烤等加工的肉制品，其中的钠、饱和脂肪酸、添加糖能量较多。

续表1

种类	营养	建议
海产品	每周摄入8 oz海产品可提供每日250 mg EPA与DHA，降低心血管疾病死亡率。孕妇、乳母每周摄入8～12 oz海产品，有利于促进婴儿健康。海产品包括鱼和贝壳类。	建议每周摄入两次海产品，鉴于海产品含重金属甲基汞，故应选含EPA与DHA较高而甲基汞很低甚至没有的海产品。
乳类	乳类含多种营养素，如蛋白质、钙、磷、钾、镁、锌、硒、维生素A、维生素D（指强化产品）、维生素B_{12}、胆碱等。乳类包括鲜奶、酸奶、奶酪及强化钙、维生素A、维生素D的牛奶。	乳糖不耐受者可选择无乳糖或低乳糖的鲜奶或酸奶。不能或不选乳类者应摄入含乳类主要成分蛋白质、钙、钾、镁、维生素A、维生素D等的食物。推荐乳类每日摄入量因年龄而异。
植物性蛋白（豆类、坚果、籽仁）	大豆含蛋白质最多（40%），与动物性蛋白相近，其氨基酸组成：除蛋氨酸略低外，其他氨基酸比值与人体需要接近，故其营养价值较高。	建议每日摄入25 g大豆。坚果与籽仁含能量高，只能少量食用以替代其他蛋白质食物而不另添加。
食用油	食用油包括豆油、花生油、玉米油、菜籽油、葵花籽油、红花油等，大部分含多不饱和脂肪（PUF）与单不饱和脂肪（MUF）。单不饱和脂肪在橄榄油、茶油中最高，花生油、红花油中次之。热带植物产生的可可油、棕榈油含大量饱和脂肪，不包括在植物油中。植物油是必需脂肪酸亚油酸和α－亚麻酸及维生素E的主要来源，可提供能量，并促进脂溶性维生素的吸收。	成人摄入总脂肪的能量占总能量的20%～30%。

表2　限制摄入食物的危害与建议

种类	含量高的食物及危害	建议
饱和脂肪（SF）	SF主要存在于动物体脂及肉类中，室温呈固态，SF可增加血中总胆固醇（TC）与低密度脂蛋白胆固醇（LDL－C）的浓度，SF与橄榄油、坚果中的MUF相比，可增加CVD风险及死亡率。碳水化合物替代SF可降低血中TC与LDL－C的浓度，但增加血中甘油三酯（TG）的浓度，且不能减低CVD风险。	推荐每日摄入SF在摄入总能量10%以内。推荐以高不饱和脂肪（UF）食物替代高SF食物。
反式脂肪（TF）	植物油经氢化后，能抗脂肪酸败，延长保存时间。但其中UFA部分或全部转变为SFA，如在室温呈固态的人造黄油、起酥油等，常用于制作糕点等。TF能升高血中LDL－C的浓度而增加CVD风险。	健康摄食模式要求尽量限制摄入TF。

续表2

种类	含量高的食物及危害	建议
胆固醇	一般胆固醇只存在于动物性食物中，如蛋黄、乳制品、肉禽类、肝脏、贝壳类等。肥肉与全脂乳同时含高胆固醇与饱和脂肪。胆固醇摄入过量，增加脂肪肝和高血脂的风险。	推荐摄入食物胆固醇小于300 mg/d。
添加糖	添加糖指甜食及含糖饮料中添加的糖，如蔗糖、果糖、蜂蜜、糖浆等。水果、乳品等食物中天然存在的糖不计在内。添加糖只能增加纯能量而无其他营养素成分。摄入添加糖超过总能量的5%可增加成人CVD、肥胖、2型糖尿病及几种癌症的风险。美国FDA已批准几种高强度的甜味剂，包括糖精、天门冬氨酯、乙酰氨基磺酸钾、三氯蔗糖等，证明对人体无毒害，但不能过量食用，否则可能增加超重和肥胖的概率。	健康摄食模式推荐限制添加糖低于每日总能量摄入的10%。
钠	钠在不出汗时需要量很小。一般膳食中以盐（氯化钠）的形式出现，摄入量常高于需要量。除烹调时用于调味外，盐常用于腌制食品，以便保存。多数加工食品即使甜食也有盐。膨松剂碳酸氢钠（小苏打）、增味剂谷氨酸钠（味精）也含钠。钠摄入量常与能量摄入高度相关，摄入较多食物与饮料，钠摄入也容易超标。钠摄入与血压呈剂量效应关系，与增加成人CVD风险有关。	成人及14岁以上青少年每日摄入钠小于2300 mg；高血压与前期患者如钠摄入量减至每日1500 mg，血压可下降很多。降血压膳食模式（DASH）是健康摄食模式。
酒精（乙醇）	酒精并非膳食成分，摄入后将增加能量。	成人如饮酒，男性酒精量≤25 g/d，女性≤15 g/d，孕妇、备孕者、乳母、儿童不应饮酒。

名词解释

• 慢性非传染性疾病（Chronic Non-communicable Diseases，NCDs）：简称慢性病，包括糖尿病、心血管疾病、肿瘤、哮喘、骨关节疾病及某些精神异常等。

• 心血管疾病（Cardiovascular Disease，CVD）：心血管疾病包括心脏病和脑卒中（中风），是全球范围内第一位致死和致残的原因。

• 国际妇产科联盟（The International Federation of Gynecology and Obstetrics，FIGO）：每3年在5个洲轮流举办会议，全球130个国家超过8000名妇产科医师到会，中国有380多名妇产科专家参加会议。国际妇产科联盟希望通过更多人的努力，降低发展中国家的孕产妇死亡率。

• 营养不良（Malnutrition）：营养不良指由摄入不足、吸收不良或过度损耗营养素造成的营养不足，但也包含由暴饮暴食或过度摄入特定营养素而造成的营养过剩。如果不能长期摄取由适当数量、种类或质量的营养素所构成的健康饮食，个体将患营养不良。长期营养不良可能导致死亡。

• 食物多样性：食物多样性是评价饮食质量的指标之一，并影响营养素摄入水平。食物包括含淀粉主食、豆类及制品、坚果及种子、乳制品、肉类、家禽、鱼类、蛋类、蔬菜和水果。评价女性的饮食多样性的标准：每日是否可摄入 5～10 类食物，且每类食物摄入量是否超过 15 g。

• 体质指数（Body Mass Index，BMI）：根据消瘦、正常、超重、肥胖，通过调整生活方式、平衡膳食和适量运动来调整体重，尽量使 BMI 达到 18.5～23.9 的亚洲人的理想范围。

• 血糖指数（Glycemic Index，GI）：全称为血糖生成指数，是指在标准定量下（50 g）某种食物中碳水化合物引起血糖上升所产生的血糖时间曲线下面积和标准物质（葡萄糖）所产生的血糖时间下面积之比再乘以 100。它反映了某种食物与葡萄糖相比升高血糖的速度和能力。

• 强化食品（Fortified Food）：根据特殊需要，按照科学配方，通过一定方法把缺乏的营养素加到食品中去，以提高食品的营养价值，这样加工出来的食品，就称为强化食品，如碘盐、强化叶酸面粉、强化铁米粉、锌强化豆奶等。

• 食品标签（Food Label）：指预包装食品容器上的文字、图形、符号以及一切说明物。这是依法保护消费者合法权益的重要途径，所有内容必须通俗易懂、准确、科学。食品标签的所有内容不得以错误的、引起误解的或欺骗性的方式描述或介绍食品，也不得以直接或间接暗示性的语言、图形、符号导致消费者将食品或食品的某一性质与另一产品混淆。这是告知消费者正确食品信息的途径。

• 食品安全（Food Safety）：指食品无毒、无害，符合应当有的营养要求，对人体健康不造成任何急性、亚急性或者慢性危害。

• 食物能量密度（Energy Density of Food）：与食物水分和脂肪的含量密切相关。水分含量高则能量密度低，脂肪含量高则能量密度高。食物能量密度指每 100 g 食物所含的能量值（kcal/100 g）。另一特性是食物的黏稠度，它与食物的适口程度和食物是否满足能量需要有关。

• 营养素密度（Density of Nutrient）：

营养素密度=食物中某营养素含量÷该食物能量 1000 kcal。

营养素密度是评价食物营养价值的一种指标，如标准小麦粉的蛋白质密度为 32 g/1000 kcal，钙密度为 90 mg/1000 kcal。

第四章　孕期运动管理

第一节　孕期运动的重要性

孕期运动管理是孕期体重管理的重要组成部分。孕期运动管理在发达国家已经相当成熟并被广泛运用，其好处及效果也得到论证。在中国，孕期运动的发展呈两极分化的状态。在大中城市，越来越多的孕妇赞同并参与孕期运动；但在许多偏远小城市及乡村，孕妇甚至不知道孕期可以运动，依然被老旧观念影响，如孕期要静养、孕期要多吃少动、运动会“动胎气”等。

无论是作为孕期控制体重的手段还是作为常规保健，运动对大部分孕妇来讲，都是必不可少的。不清楚是否可以进行孕期运动者，可咨询产科医师。

一、你可能不了解的运动理论

（一）运动的益处大于危害

在运动之前，我们有必要先来了解一下大家运动的目的。

有的孕妇孕前一直有健身习惯，所以在孕期继续坚持运动来维持身体健康是完全可以的，只要选择适当的运动强度和放弃比较危险的运动方式即可，比如，有的女性喜欢极限运动，孕期就可以暂时放弃了。

有的孕妇孕前没有运动的习惯，怀孕后了解到运动可促进顺产进程、有利于胎儿吸收营养等，于是开始运动，这也是很好的，只是需要循序渐进，不要进行超出身体承受能力的运动即可。

有的孕妇在孕期患有妊娠期糖尿病，体重增长过多等，而运动是帮助她们控制疾病的必要方式。这部分孕妇必须在专业人员的指导下进行有一定强度的运动。

还有一部分孕妇认为怀孕影响了她的体重及体型，所以刻意控制饮食并加大运动量，意图使自己身材不改变。她们的初衷没有错，但是在运动的过程中，依然要顾忌到自身情况，科学地进行运动，才能有更好的妊娠结局。

最后有一些孕妇在孕期没有运动意识甚至觉得运动是有害的。殊不知，运动不一定带来健康，因为人依然可能得各种各样的疾病，但不运动对身体一定有危害。

运动是维持身体健康必不可少的“营养”。孕期分泌的松弛素使孕妇的韧带松弛以适应分娩，日益增大的腹部可能对脊柱、髋关节等造成移位，孕期没有进行肌肉局部力量训练的妇女，肌肉无法稳定脊柱、髋关节等部位。生产后不再分泌松弛素，关节移位就无法再修复，除非等到下一次怀孕。因此，要运用良性的刺激，打破身体固有的状态，提升机能。

（二）要进行适合自己的运动，而不是喜欢的运动

众多人都存在一个误区，认为怀孕了体能会下降，只能采取低强度运动。比如，许多孕妇的常规健身方式就是走路而已，有人还常常骄傲地称自己每天要走一到两个小时。殊不知，这样的观念是需要改变的。

孕期的体能不能与“下降”或“低下”画等号。有研究表明，怀孕会增强孕妇的体力、柔韧性等。所以只要经过产科医师评估，孕期可以进行运动的妇女都可以适当尝试高于孕前强度的运动（循序渐进是基础）。但前提是需要产科医师和专业教练对孕妇进行反复测评，并为其制订个性化的训练方案。每个人的身体素质及身体情况都不同，了解了“运动短板”，就能更好地进行训练，使身体综合平衡地发展。这个理论在孕期及其他各个生命周期都适用。

所以，应该进行与自己身体能力相适应的运动，也就是你需要什么运动，而不是只顾自己的喜好。举例来说，孕期体重增长过多的孕妇，一般都存在膝关节超负荷受力的情况，这类孕妇就最好不要进行膝关节弯曲超过脚尖的蹲起动作，如下楼梯、下山、下坡。下楼梯时，膝关节承受的力量是身体重量的 6 倍以上，长期刺激会对膝关节造成不可逆的损伤。还有一种运动，每一位妇女在孕期及产后都应该持续进行，那就是盆底肌训练。因为不管是顺产还是剖宫产，日益增大的腹部对盆底肌的压力都是持续存在的，这种压力会造成不同程度的盆底肌松弛，若不进行盆底肌训练，松弛的阴道会为罹患妇科疾病埋下隐患。

（三）力量训练必不可少

有一些女性经常运动，比如跑步、游泳、骑车等，但是从来不做力量训练；还有些女性甚至抗拒力量训练，认为会变成“大块头”。拿开车举例，我们的跑步、骑车、游泳等运动，相当于车辆天天被开出去，这对车辆来说仅仅是每天使用了而已，这并不是不好，因为车辆放在那里久了不开，对车来说是非常不好的，人体也一样。但车辆开一段时间就得去做保养，这样才会延长它的使用寿命，对人体来说，也得做做“保养”，这个“保养”就是局部力量训练。随着年龄增加，力量训练不足的人群肌肉量会下降 20%～40%，最终导致身体退行性

病变。有氧运动（比如广场舞、散步等）不足以阻止这种下降，只有力量训练，可以阻止肌肉量的下降。

肌肉不足会导致关节松弛，关节松弛后，关节间的撞击增多，或关节不在正常轨道滑动，最终会导致骨骼的器质性变化。比如许多人的膝关节问题是由臀大肌的退化造成的。膝关节作用时，大腿前、后肌群主要维持膝关节的屈伸，臀大肌维持身体直立防治躯体前倾，所以下楼梯时，大腿前、后肌群及臀大肌是共同作用的。如果臀大肌退化，这部分力量将全部转嫁给膝关节，久而久之，撞击增多的膝关节便会发生病变。

肌肉不足引起骨骼的问题。人体是骨肉相连的，没有强健的肌肉，很难有强壮的骨骼，这也是为什么老人和小孩容易骨折的原因。

所以，维持身体健康需要进行的运动必须包括心肺耐力训练和力量训练。

（四）维持身体健康必需的锻炼方式

身体健康需要身体各个部位的综合参与，可以对关键部位进行单独训练或运用训练方式强化这些部位的功能。

（1）心肺耐力训练：需要增强心肺功能者，适宜进行中等强度以上有氧运动，如慢跑、登山、健身操等。

（2）关节稳定性训练：人体重要的关节有膝关节、肩关节、踝关节、髋关节等。要提升关节的稳定性，使其不易受到运动伤害，适宜进行关节周围肌肉的力量训练，并分部位进行训练。孕妇需要强化的部位是膝关节与踝关节，尤其需要强化大腿前、后肌群的训练。

（3）维持骨骼健康的训练：骨骼需要撞击性训练来增强其对身体的支撑作用，可进行快跑、跳绳等训练。

（4）关节肌肉韧带训练：为了增加关节活动范围，避免运动伤害，应经常在力量训练结束后对肌肉进行拉伸。

（5）增强免疫功能的训练：中等强度以上的有氧运动可促进免疫细胞从脾、肝、骨髓等储存部位进入血液循环，增强免疫功能。

（6）有益神经系统的训练：神经系统维持着身体的平衡、协调、灵敏等。有益神经系统的训练包括单脚平衡、重心移动、绕杆跑、“之”字跑、十字象限跳等训练。

（五）运动的原则

我们应该做到：选择适合自己的运动，尽量兼顾身体各个部位，身体条件允许时可适当选择大强度运动，同时综合考虑个人的营养需求、心理需求及社会适应等方面。把握这个原则，使运动为我们的健康加分。

孕妇作为“特殊运动人群”需要得到更专业的指导，确保运动安全性，并使运动更有针对性。

二、孕期运动的好处

（1）辅助治疗及改善妊娠期糖尿病，降低罹患妊娠期糖尿病的风险。

（2）促进血液循环，减轻妊娠期水肿；增加肠蠕动，预防便秘。

（3）延缓肌肉衰老，保持关节的灵活性。

（4）防止孕期过度肥胖。

（5）缓解腰、背部的疼痛与不适，对提高产妇腹部力量、大腿力量及松弛骨盆都有帮助。

（6）帮助孕妇在分娩时更好地把握生产要领，还可提高产妇分娩耐受力。

（7）解除疲劳，提高孕期睡眠质量，使孕妇心情愉悦。

（8）促进胎儿的新陈代谢，增强胎儿免疫力，减少胎儿宫内缺氧的发生。

三、孕期适宜的运动

孕妇应该先咨询产科医师，看自己的情况是否适合在孕期进行有强度的运动训练。一般情况下，有前置胎盘、妊娠期高血压疾病、自然流产史、习惯性流产史、先兆早产、严重内科合并症以及身体有外科伤害者不宜进行孕期运动。

孕妇运动时，在产科医师和专业教练的指导下进行适宜的运动是安全的保证。如果没有办法在产科医师和专业教练的指导下进行运动，孕妇也可自己选择安全适度的运动。

美国妇产科学会（ACOC）建议，孕妇至少每周进行 3 次 30 分钟以上的中等强度运动。中等强度运动可用心率（测量脉搏）判断，即运动时最大心率增加基础心率的一半。如基础心率为 70 次/分钟，则心率达到 105 次/分钟便视为达到中等强度运动。

（一）游泳等水中运动

游泳是经过验证的最适合孕妇的运动方法。有研究表明，游泳对大部分孕妇来讲是安全的。在水中，除了游泳，还可以行走、做健身操、拉伸肌肉等。游泳时，因水的浮力对腹部有承托作用，所以关节受力最小。孕妇采取这样的运动方式，花与陆上运动相同的时间却事半功倍。但应注意，切勿进入温度低于28 ℃和超过 38 ℃的水里。

（二）散步、快走等

散步对孕妇来讲也是比较安全的运动。但散步的运动量过小，持续 60 分钟都未必能达到中等运动强度。孕妇可根据自己的身体情况快走，使心率上升，当感觉仍可以说话但无法唱歌时，便接近中等强度运动水平。快走时，手臂应曲臂前后自然摆动，呼吸应采用鼻子深吸气，嘴缓慢呼气的方式，切忌用嘴大口呼吸；步伐达到向前跨一步的最大水平，快速交换，使大小腿皆有紧绷和酸痛感；时间为30分钟，4～5公里即可。

（三）使用固定自行车、椭圆机、踏步机等固定健身器材

这一类固定健身器材对增强孕妇的腿部力量很有帮助。训练时，可根据自己的身体情况调整速度，并且感到肌肉有明显的紧绷酸痛感，心率加快，微微冒汗，便可视为有效运动。因此类运动是借助器械的单一重复动作，避免受伤尤为重要。

（四）瑜伽、体操、跳舞等

瑜伽是公认的并被广泛采用的孕期运动，因其缓慢的节奏容易模仿。改良的瑜伽姿势适合孕妇进行肌肉及柔韧训练，但建议初学者在专业人士的指导下训练。体操、跳舞等身体协调性训练，娱乐性较高，容易被接受，没有基础也可训练，训练时保持身心愉悦即可。

第二节　孕期各阶段的运动

一、孕早期运动

许多孕妇不敢在孕早期运动，医师也建议孕早期尽量不做运动。但实际上，除非有先兆流产史、早期出血、前置胎盘、外伤或严重的内科合并症等（具体情况请咨询产科医师），孕妇完全能够选择适合自己的运动。如果孕前就一直坚持锻炼，也没有上述不适宜运动的问题，提倡孕早期继续运动。孕前每个月少于一次运动的女性，在孕早期可进行低强度运动，如散步、孕妇瑜伽等。

二、孕中期运动

这个时期是相对安全的时期，孕妇可以选择中等强度运动，如游泳、骑固定自行车、跳孕妇有氧操、力量训练、慢舞、瑜伽等。孕中期的训练重点是增强心肺功能及身体柔韧性，同时加强腿部、臀部、手臂等的肌肉训练。因为分娩需要全身肌肉的参与，分娩的产力和耐力都需要在孕期强化训练，使分娩过程更加顺利。

三、孕晚期运动

在孕晚期，一部分孕妇会感觉腹腔压力增大，腹部坠胀感增强，耻骨联合

处、臀部等部位会有痛感，活动受限，此时可以舒展运动为主并进行分娩技巧训练。另外一部分感觉尚佳、身体状况评估良好的孕妇，可继续进行孕中期的训练，只是减少器械与力量训练，同时加强盆底肌训练，为分娩做好准备。

四、孕期不适宜运动及危险识别

孕期运动的基本原则是安全。孕期不适合快速跑步、跳跃，以及需要快速移动、幅度很大的运动，如网球、羽毛球、乒乓球等。所有与对方有身体接触的竞技运动，如篮球、跆拳道等，以及极限运动，如跳伞、滑板等，均不适宜。

若孕妇在运动时出现头晕、呼吸困难、腹痛、腹部坠胀、胎动突然增多或减少、阴道流液、阴道出血等情况，应立即停止运动，并尽快就医。

五、如何判断运动是否有效及过量

孕妇一定要在专业教练的指导下进行肌肉训练。感觉到相对应的肌肉有酸痛感，才视为有效运动，如果并非锻炼的部位疼痛，就要及时纠正动作，否则容易造成运动损伤。建议孕妇不要自行根据网络视频、运动 APP 等进行运动，因为这样无法保证动作的准确性，轻则运动效果不佳，重则导致意外伤害。

训练完毕，浑身轻松，微微冒汗，略有疲惫感，整个运动过程均无不良反应（头晕、呼吸困难、腹痛、腹部坠胀、胎动突然增多或减少、阴道流液、阴道出血等），便视为合适的运动强度。如果肌肉酸痛甚至发抖，感觉十分疲累，并且出现上述任意一种不良反应，运动强度便超出自身负荷了，孕妇不宜进行这样的训练。

心率（测量脉搏）也是判断运动是否过量的方式。运动前测量一下自己的基础心率，运动时最大心率增加基础心率的一半即可，运动完毕 10 分钟后再次测量，回到基础心率便视为运动量适宜。为了方便比较，您可以将每次心率测试结果记录下来。运动自然监测记录表见表 4－1。

表 4－1　运动自然监测记录表

时间	运动前心率 次/分钟	运动时最大心率 次/分钟	运动后心率 次/分钟	自我评估
2016.1.5	65	99	65	轻松，无不适
2016.1.8	68	106	68	略感疲惫
2016.1.10	70	110	71	特别疲累，强度太大
…	…	…	…	…

六、如何制订运动计划

运动的效果不是一蹴而就的，但是每一次运动，身体都会感受到，如果坚持，您就会发现改变，但如果没有坚持，即使是短期的运动对身体也是有帮助的，所以不要为了自己不能坚持做下去而放弃开始运动的念头。那么，从现在开始，做个快乐的“孕”动妈妈吧！

给自己定个运动计划可以督促自己坚持运动。您可以非常开心地体验到每次完成运动计划的快感，也会感受到做计划及完成计划给自己生活方式带来的改变。让您的伴侣及未来的宝贝看到一个运动着的、健康快乐的、有活力的您！

美国妇产科学会建议，孕妇至少每周进行3次30分钟以上的中等强度运动。如果您因为怀孕暂停了运动，那从现在开始，直到接下来的一个月，您可以隔一天运动一次，每次运动30分钟。接下来，您可以每天运动，每次运动30～60分钟，直至分娩。当然，有少部分孕妇会觉得孕32周以后疲惫感加重，行动略微不便，腹部有坠胀感，此时便不必每天运动，可在身体舒适时进行一些局部运动，比如坐姿的手臂肌肉训练或者借助椅子进行腿部肌肉训练，时间机动，以不累为标准。

恢复期训练计划见表4－2。适应期训练计划见表4－3。

表4－2　恢复期训练计划

时间	运动	完成情况
星期一	快步走20分钟＋拉伸10分钟	完成
星期三	骑固定自行车20分钟＋拉伸10分钟	完成
星期五	爬楼梯20分钟＋拉伸10分钟	完成

表4－3　适应期训练计划

时间	运动	完成情况
星期一	孕期瑜伽或普拉提30分钟＋拉伸10分钟	完成
星期二	游泳30分钟＋拉伸10分钟	完成
星期三	骑固定自行车（变速模式）30分钟＋拉伸10分钟	完成
星期四	休息	
星期五	孕妇瑜伽球30分钟＋拉伸10分钟	完成
星期六	踏步机30分钟＋拉伸10分钟	完成
星期日	举哑铃（每个1～2斤）20分钟＋拉伸10分钟	完成

第三节　孕期运动范例——“孕”动健体操

此套“孕”动健体操是四川省妇幼保健院孕期运动课程的内容，经广大孕妇实践，是安全有效的，长期坚持，对控制孕期体重增长有一定的作用。

在运动前，我们需要准备以下物品：瑜伽垫 1 张、1 斤重的哑铃 2 个、2 斤重的绑脚沙袋 2 个。辅助进行手臂及腿部力量训练。

一、热身

头颈部和肩部运动将拉伸颈部、提肩、转肩等动作串联起来，主要作用为舒展肩颈部位，消除疲劳感及僵硬感。运动时肩膀及后背有酸痛感，视为有效运动。运动结束后以酸痛感消失，肩颈部位感觉轻松为佳。

上肢运动将扩胸、手臂伸展、向上交替冲拳、手臂外展画圈的动作串联起来，主要作用为舒展胸背部及手臂，消除疲劳感及僵硬感。运动时应注意动作准确及有力度，手臂略有酸痛感。运动后以手臂酸痛感消失，胸背部感觉轻松为佳。

下肢运动将弓步蹲、箭步蹲、起踵的动作串联起来，主要训练大腿前侧、大腿后侧及小腿，主要作用为激活腿部肌肉，避免运动伤害。运动时腿部肌肉有酸痛感，运动后腿部酸痛感消失。

热身结束后以身体微微发热为佳。热身运动见表 4－4。

表 4－4　热身运动一览表

训练部位	具体方法	次数
头颈部	前、后、左、右拉伸及转动颈部	4 个 8 拍
肩部	上提、转动及上下、前后抖动肩膀（图 4－1）	8 个 8 拍
上肢	扩胸、伸展（双臂向两侧伸直并收拢）的动作（图 4－2）	8 个 8 拍
下肢	弓步蹲（双腿最大幅度前后开立，重心小幅度上下移动）（图 4－3）	4 个 8 拍
	箭步蹲（双腿前后开立，屈膝上下移动重心）（图 4－4）	4 个 8 拍
	起踵（双腿分开同肩宽，用脚踝和小腿的力量踮脚尖支撑起身体，放下时脚跟不可落地）（图 4－5）	4 个 8 拍

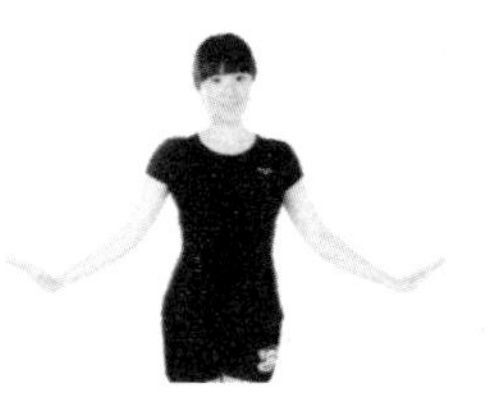
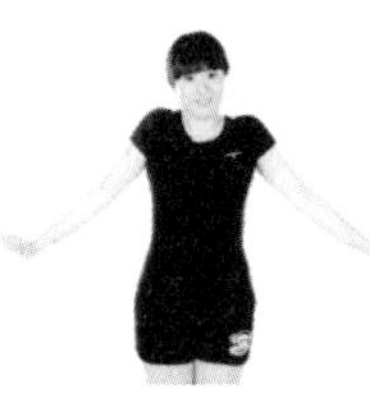
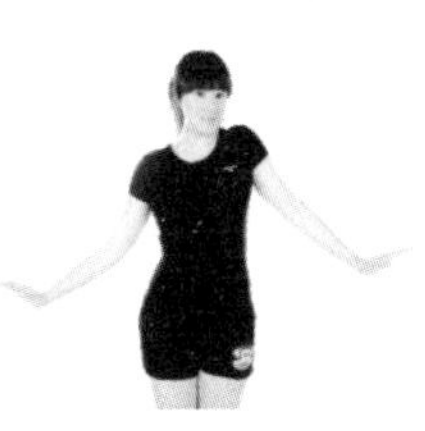

图 4－1　肩部运动

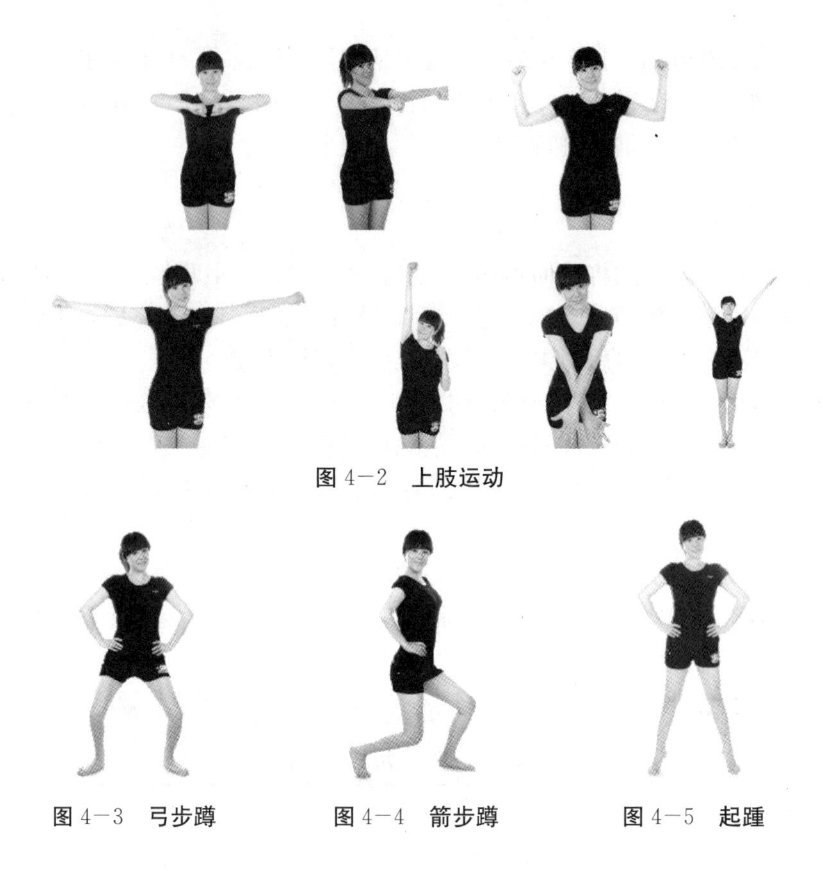

图 4－2　上肢运动

图 4－3　弓步蹲　　图 4－4　箭步蹲　　图 4－5　起踵

二、手臂及胸部力量训练

双手各持 1 斤重的哑铃，进行 3 个串联动作的训练，刚开始可 10 次 1 组，随后增加至 15 次 1 组，所有动作串联一次为 1 组，做 3 组。这部分动作可刺激肱二头肌及肱三头肌，增强其力量。

跪撑于垫上，做不同节奏的简化俯卧撑，每一个节奏的动作做 8 次，做 2 组。训练时提醒孕妇呼吸方式，用力时呼气，放松时吸气，不能憋气。这部分动作可刺激肱二头肌、肱三头肌及胸部内侧肌肉，增强肱二头肌及肱三头肌的力量。

采用站立位，屈肘对掌互推，锻炼胸部内侧肌肉，使其对乳房有更好的牵拉力，避免乳房下垂。训练时以感受到胸部内侧肌肉有酸痛感为佳。

训练时手臂及胸部内侧肌肉会有很强烈的酸痛感，鼓励孕妇放松腹部，在能力范围尽量准确、有质量地完成动作。手臂及胸部力量训练见表 4－5。

表 4－5　手臂及胸部力量训练一览表

训练部位	具体方法	次数
上肢	肱二头肌训练（直臂上举至头顶，向颈后弯曲小臂）（图 4－6）	10 次/组，做 3 组
	肱三头肌训练（双臂直臂向后快速抬，抬到最高位置）（图 4－7）	
	屈臂 90 度上推（图 4－8）	
	跪撑于垫上，变换节奏屈肘（1 拍 1 动，4 拍向下屈肘，使身体接近地面，4 拍向上伸直手臂，使身体远离地面，1 拍屈肘，使身体接近地面，控制 2 拍不动，第 4 拍伸直手臂）（图 4－9）	8 次/组，做 2 组
胸部内侧	双臂屈肘于胸前，双手掌跟相对，匀速对推，1 秒做 4 次（图 4－10）	100～200 次

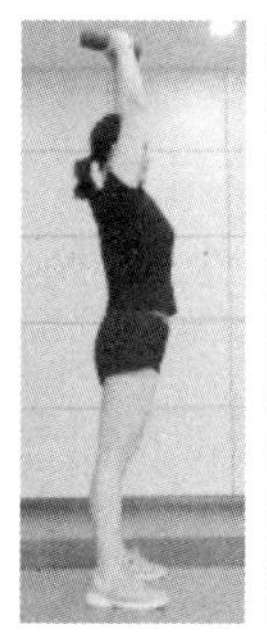
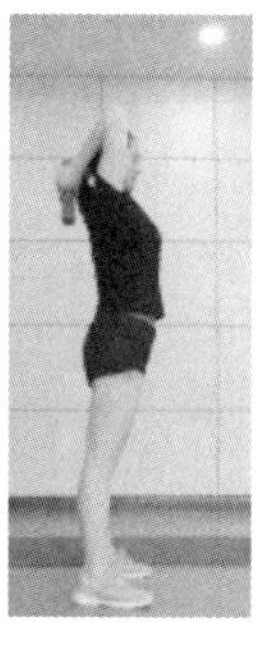

图 4－6　颈后屈肘

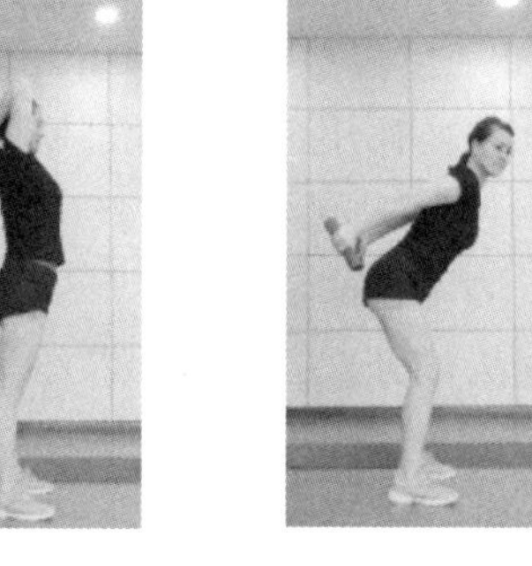

图 4－7　直臂后抬

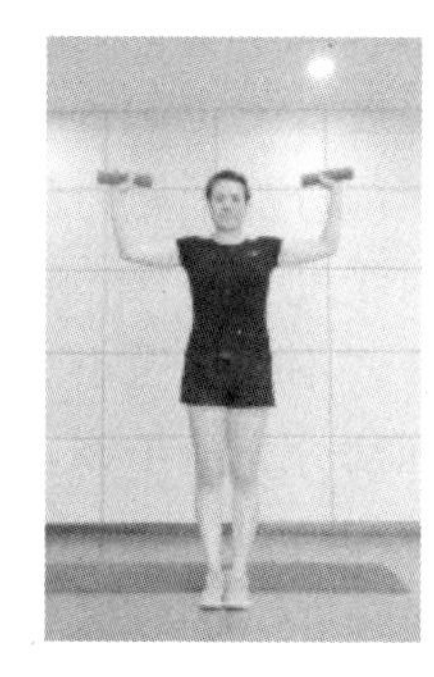

图 4－8　屈臂上推

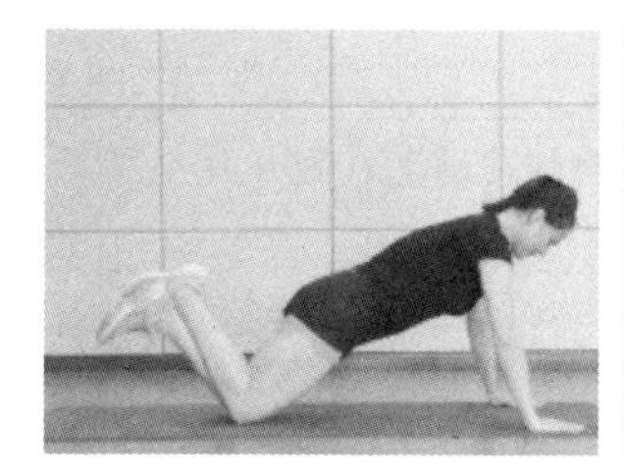
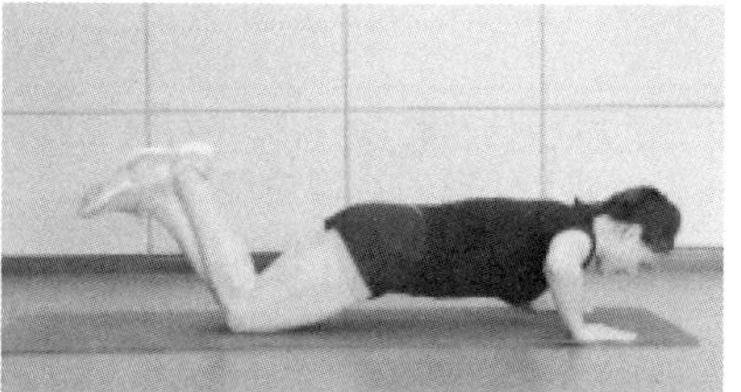

图 4－9　简易俯卧撑

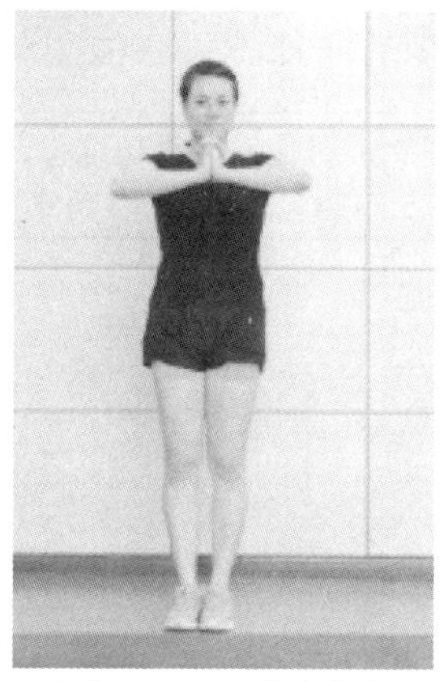

图 4－10　屈肘对推

三、腿部力量训练

腿部力量训练分 4 个部分，每个部分单独完成，第一部分需要一张椅子，其余部分不需要辅助设备。

第一部分需要手扶椅背以保持平衡，前抬腿及侧抬腿时侧对椅背，后抬腿时正对椅背，主要作用为增强大腿前、侧、后及臀部的力量。动作要领为支撑腿稍弯曲，动作腿膝盖脚尖尽量绷直，收紧腿部肌肉，抬腿时吸气，下落时呼气，并比抬腿的节奏慢（图 4－11）。

第二部分为深蹲加起踵训练，主要作用为增强大腿、臀部及小腿的力量。采用臀部后翘式深蹲，下蹲时吸气，起踵时呼气，整个过程注意保持平衡及动作做到最大幅度（图 4－12）。

第三部分加了静力深蹲训练，主要作用为增强腿部肌肉的控制力。动作要领为下蹲时吸气—呼气—吸气，再次呼气时起立（图 4－12）。整个过程在能力范围内完成，不强迫做出与身体承受力不符的动作。

第四部分为箭步蹲，主要作用为增强大腿前群肌及小腿腓肠肌的力量。动作要领在于保持重心直接向下蹲（图 4－13），下蹲时呼气，起立时吸气。腿部力量训练见表 4－6。

表 4－6　腿部力量训练一览表

训练部位	具体方法	次数
大腿	站立位前、侧、后抬腿（右腿绷脚尖直腿往前上、侧、后方踢，下落时控制速度，左右腿交换训练）（图 4－11）	8 次/组，分别做 2 组
大腿及小腿	深蹲加起踵（双腿开立比肩稍宽，屈膝臀部向后坐，膝关节的投影不可超过脚尖，起身时双腿伸直用力踮起脚尖，左右腿交换训练）（图 4－12）	10 次/组，做 2 组
大腿	深蹲（双腿开立比肩稍宽，屈膝，臀部后坐，膝关节的投影不可超过脚尖，大小腿呈 90 度，左右腿交换训练）（图 4－12）	5 秒/次，6 次/组，做 2 组
大腿及小腿	箭步蹲（双腿前后开立，屈膝上下移动重心，使大小腿皆弯曲 90 度，左右腿交换训练）（图 4－13）	10 次/组，做 2 组

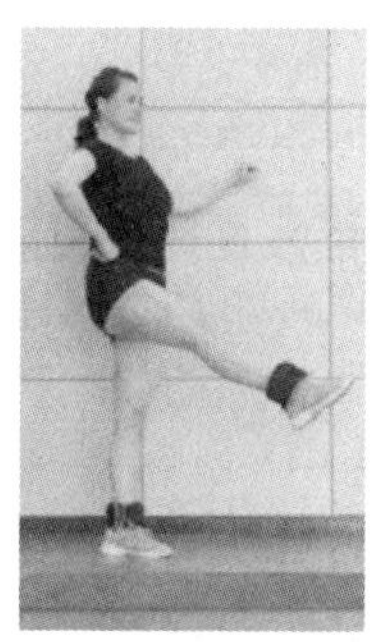
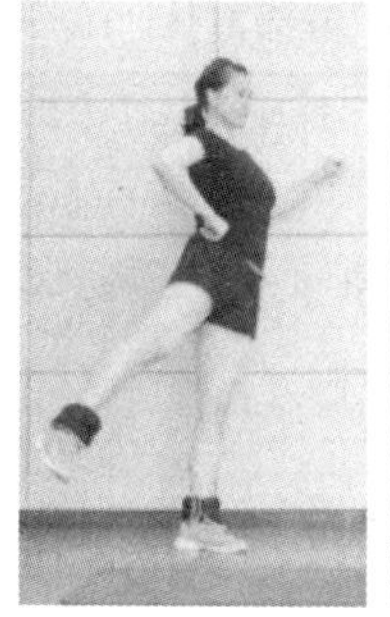
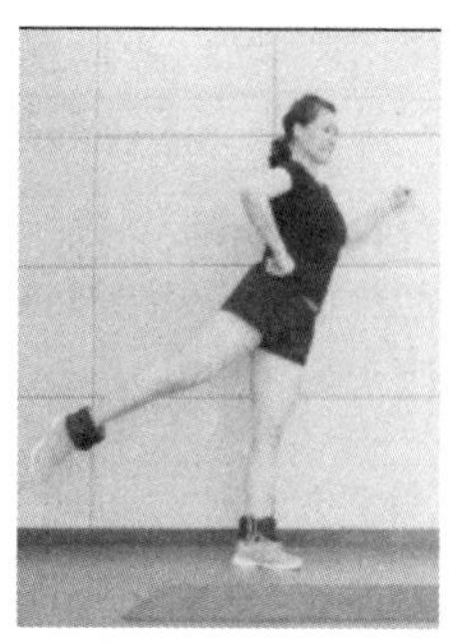

图 4－11　站立位变换方向抬腿

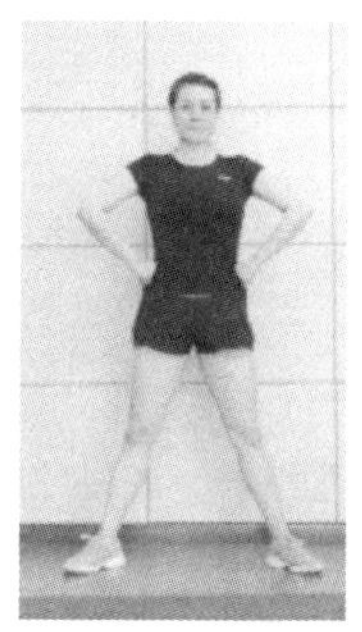
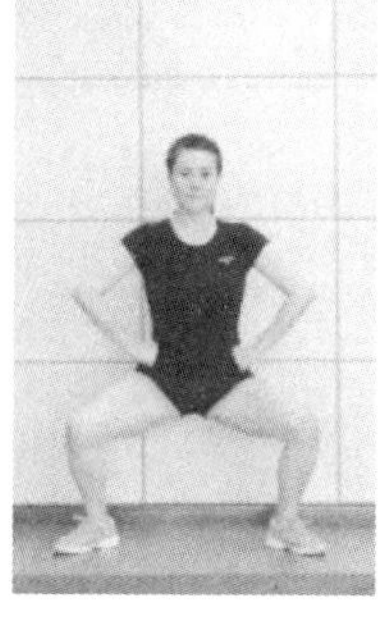
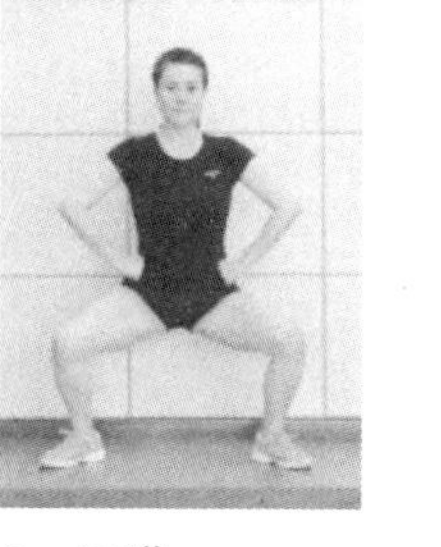

图 4－12　深蹲

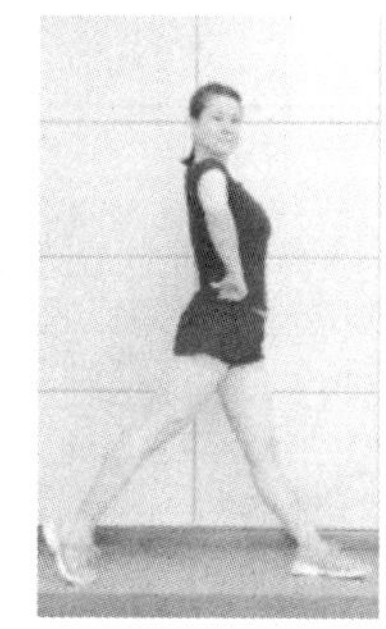
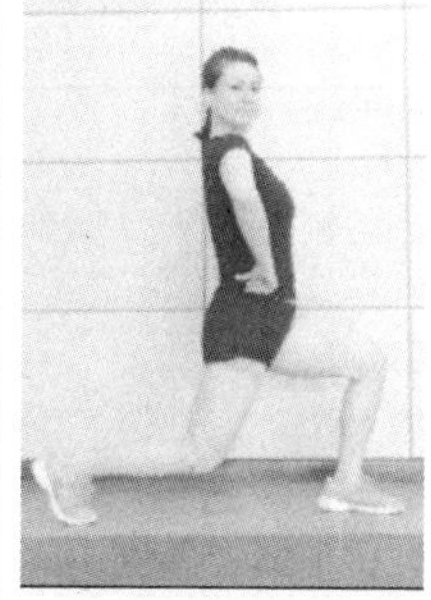

图 4－13　箭步蹲（2）

四、臀部力量训练

臀部力量训练需要一张瑜伽垫，分成两个部分训练。第一部分采用侧躺的姿势完成，第二部分采用跪撑的姿势完成。

第一部分有两个动作，串联起来为一组。动作要领为侧躺在垫上，头、躯干及腿部在一条直线上，不可弯曲身体，并且保持腿部的紧张感，绷紧膝盖及脚尖，抬腿时吸气，下落时呼气。主要作用为增强臀部及腿部侧面的力量。

第二部分有三个动作，串联起来为一组。前两个动作的动作要领为跪撑于垫上，头、躯干与一条腿在一条直线上，保持腿部的紧张感，绷紧膝盖及脚尖，抬腿时吸气，不可转髋，始终让髋关节正对地面，下落时呼气，落至与身体呈直线时再次上抬。做第三个动作屈膝侧抬时不可转动髋关节，抬腿 45 度即可，后抬时大腿尽量高于臀部，抬腿时吸气，下落时呼气（图 4－15 至图 4－18）。主要作用为增强臀大肌的力量。臀部力量训练见表 4－7。

表 4-7　臀部力量训练一览表

训练部位	具体方法	次数
臀部侧面	侧卧侧抬腿（侧卧，身体呈一条直线，下腿屈膝 90 度，上腿伸直绷脚尖侧抬，下落时控制速度，左右腿交换训练）（图 4-14） 侧卧前踢腿（在前一个动作的基础上，上抬大腿控制住不动，小腿往前踢，左右腿交换训练）（图 4-15）	所有动作 10 次/组，做 2 组
臀大肌	跪撑后抬腿（跪撑，手臂在肩投影下方，右腿直腿绷脚尖后抬，收紧臀部，左右腿交换训练）（图 4-16） 跪撑旋转后抬腿（在前一个动作的基础上，右腿直腿绷脚尖向上、向内画圈，节奏要慢，收紧臀部，左右腿交换训练）（图 4-17） 跪撑侧抬腿（在前一个动作的基础上，侧抬腿，收紧臀部，左右腿交换训练）（图 4-18）	

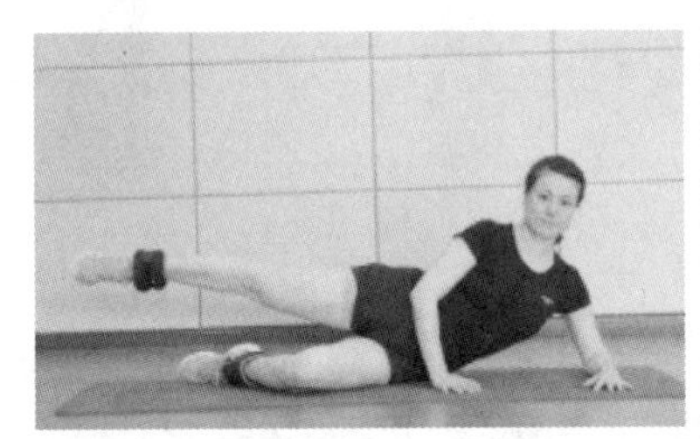
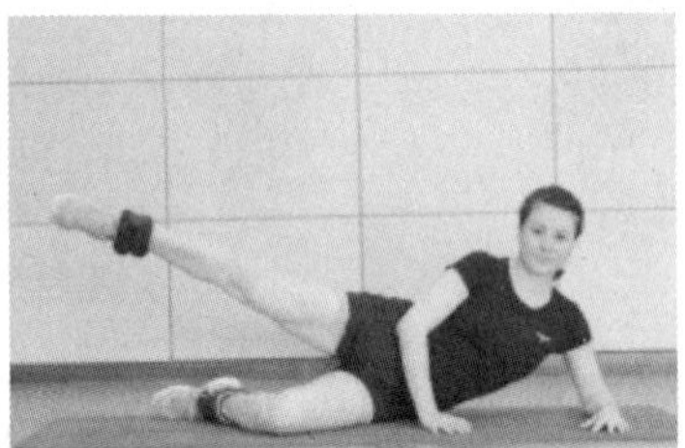

图 4-14　侧卧侧抬腿

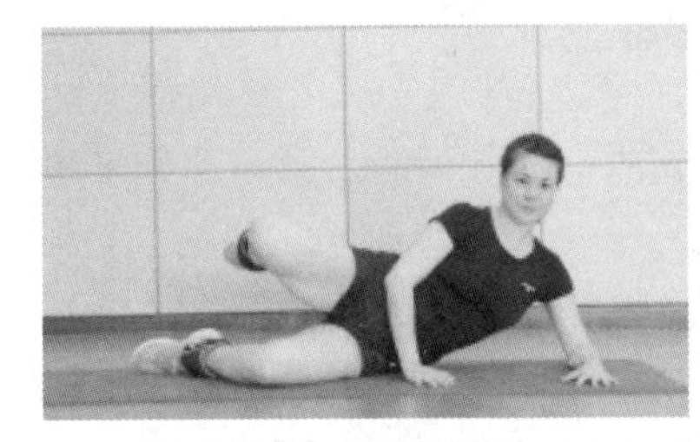
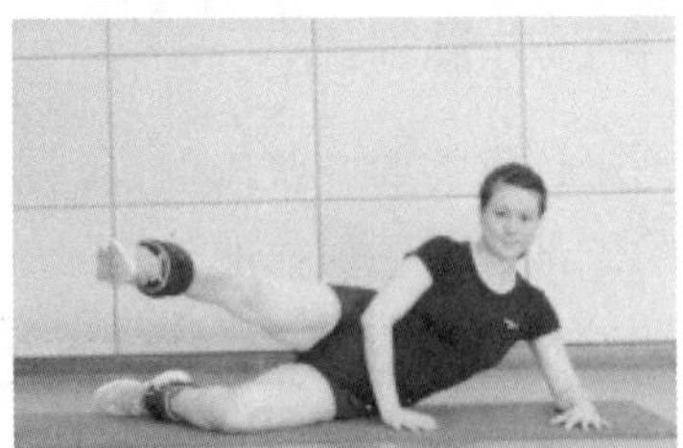

图 4-15　侧卧前踢腿

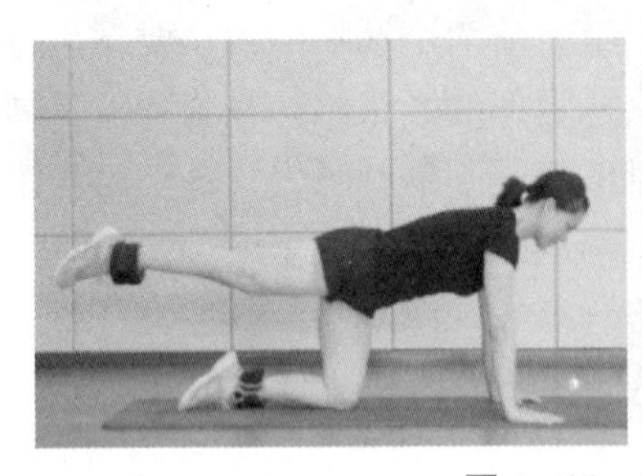
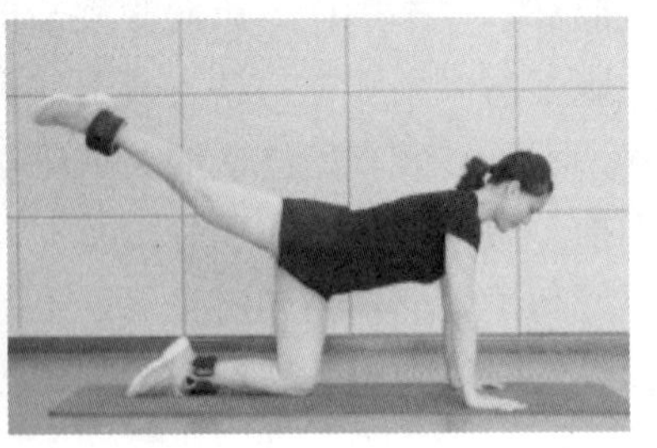

图 4-16　跪撑后抬腿

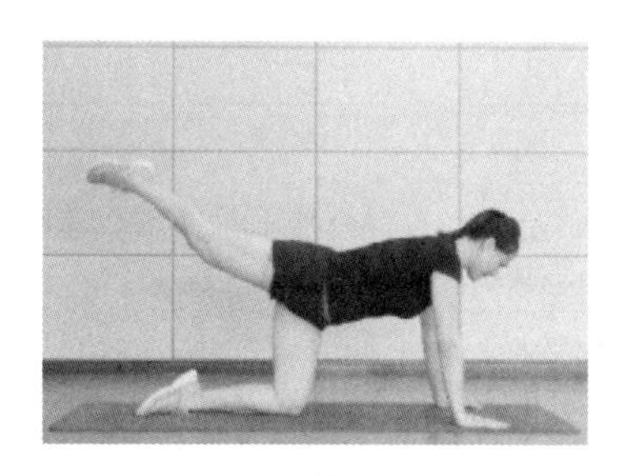
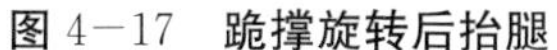
图 4－17　跪撑旋转后抬腿

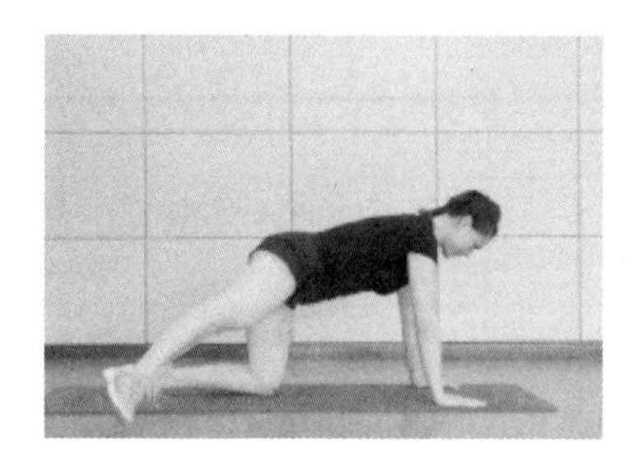
图 4－18　跪撑侧抬腿

五、拉伸和放松

拉伸是肌肉训练后最重要的步骤，此部分动作只有拉伸大腿内侧肌肉需要一张瑜伽垫，其余动作不需要辅助设备（图 4－19 至图 4－27）。运用轻音乐或瑜伽音乐，放松身心，缓解肌肉紧绷感。

（1）拉伸头颈部有助于肩颈的放松。

（2）拉伸手臂有助于肱二头肌、肱三头肌的放松。

（3）伸展背部有助于消除怀孕带来的背部不适。

（4）伸展胸部有助于放松后背部肌肉。

（5）拉身侧腰和拧转脊柱有助于伸展脊椎，放松竖脊肌。

（6）拉伸大腿有助于放松股四头肌、股二头肌。

（7）拉伸小腿有助于放松腓肠肌。

（8）压膝有助于髋关节伸展，帮助顺产。

训练时从上往下，每个动作保持 10 秒。拉伸到位但不过度，使肌肉纤维被拉长，同时配合顺畅的呼吸，不憋气。整个过程应放松腹部并感受到肌肉有被拉扯的紧绷感。训练完毕，全身轻松，微有倦意。拉伸和放松训练见表 4－8。

表 4－8　拉伸和放松训练一览表

训练部位	具体方法
头颈部	拉伸颈部（低头时下巴尽量靠近锁骨，仰头时后脑勺找寻后背，皆保持 10 秒） 斜方肌（左耳贴左肩，右耳贴右肩，皆保持 10 秒）
肩部及手臂	拉伸肩膀及肱三头肌（左臂大小臂折叠放于耳朵一侧，右手将左肘关节往后推，保持 10 秒；右臂交换） 拉伸手臂外侧（左臂直臂靠近胸前，右臂屈臂向左臂肘关节用力拉）
背部	伸展背部（弓背，双臂伸直向前）
胸部	伸展胸部（双手在背后相握，挺胸，伸直手臂）

续表4－8

训练部位	具体方法
腰部	拉伸侧腰（左臂向上伸直紧贴左耳，右臂自然下垂，弯曲左侧腰部；右侧反向）
脊柱	脊柱扭转（双臂向两侧平举，往上伸展脊椎并左右扭转）
大腿	拉伸前群肌（右腿单腿站立，左手拉左脚背，双膝关节靠紧，臀部往前用力，保持10秒；换方向）
小腿	拉伸腓肠肌（后腿微屈，前腿伸直，脚跟落地，用力勾脚尖，身体微微前倾，保持10秒；换方向）
髋关节	屈腿压膝（坐于垫上，屈膝脚尖相对，双手往地面按压膝盖）

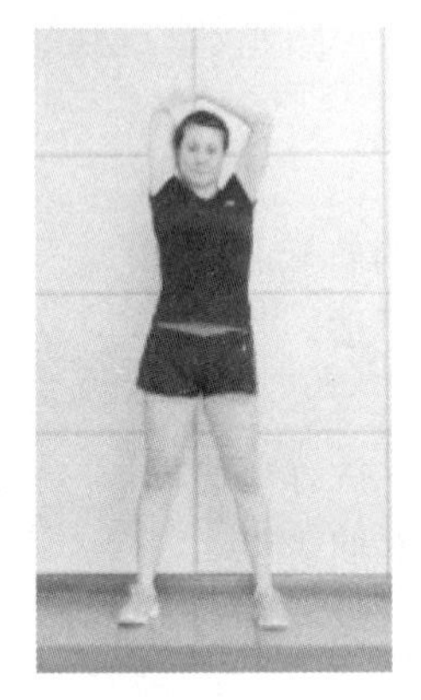

图4－19　拉伸肩膀及肱三头肌

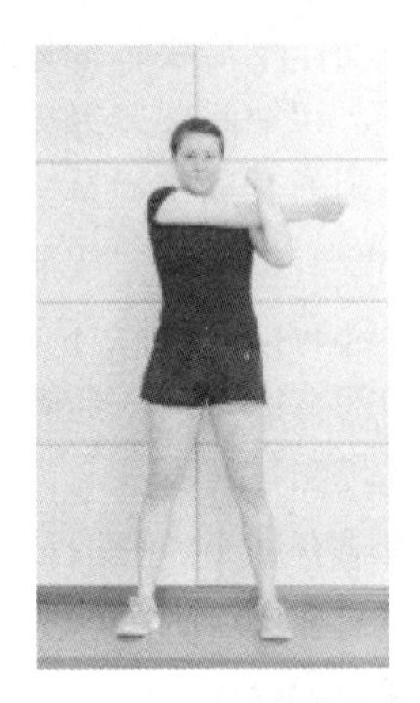

图4－20　拉伸手臂外侧

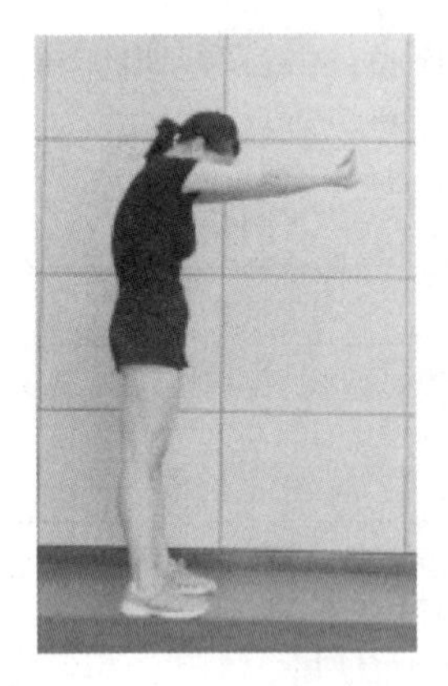

图4－21　拉伸背部

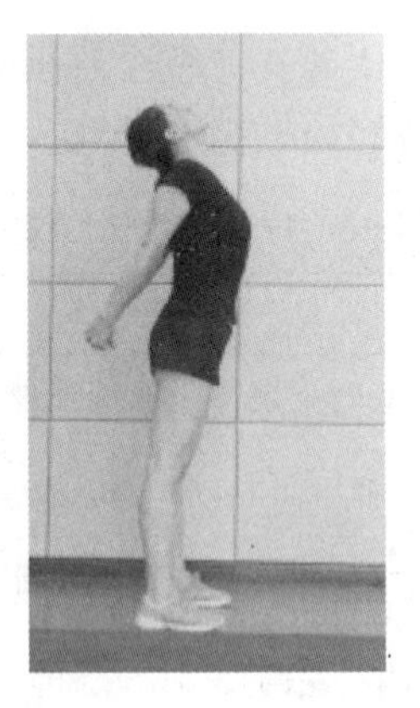

图4－22　拉伸胸部

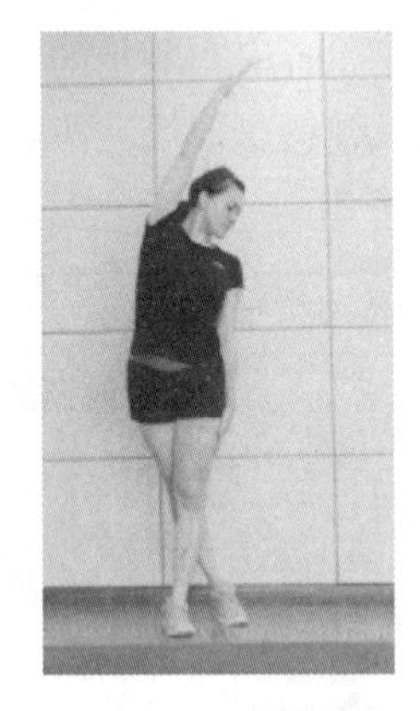

图4－23　拉伸侧腰

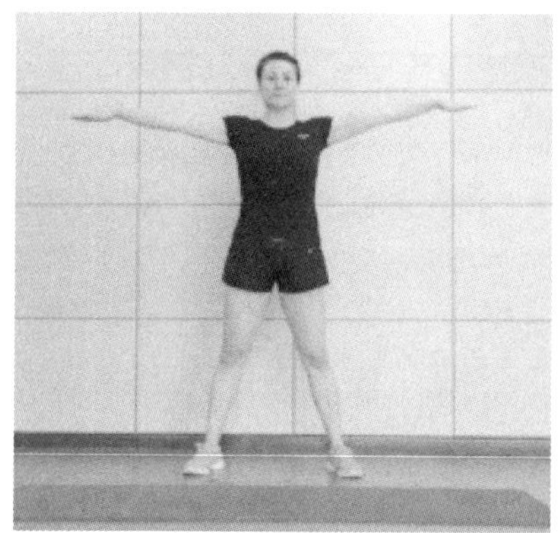

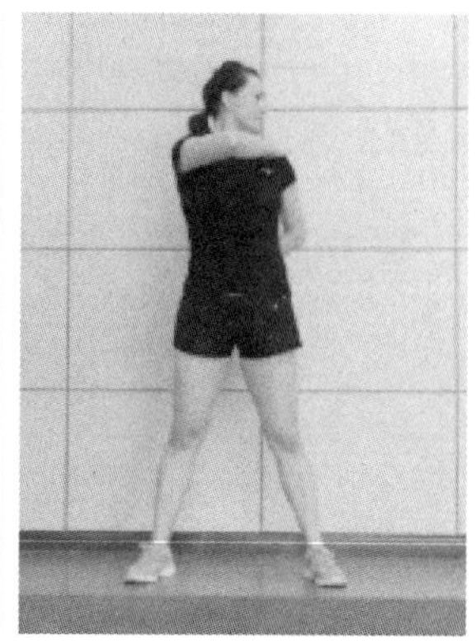

图 4－24　脊柱扭转

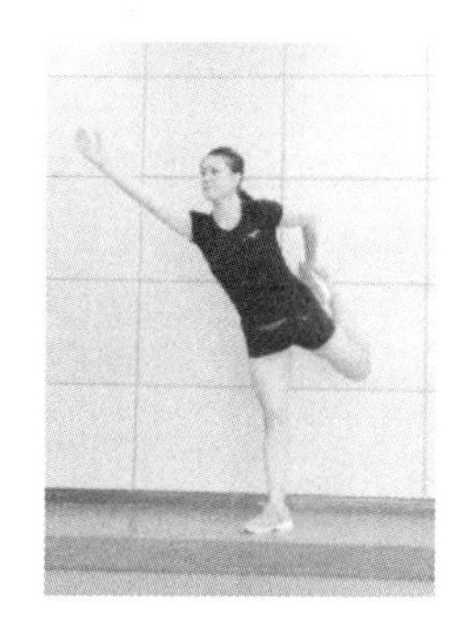

图 4－25　拉伸前群肌

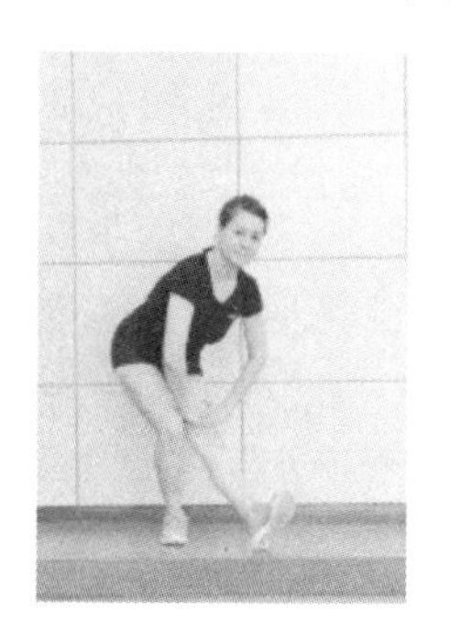

图 4－26　拉伸腓肠肌

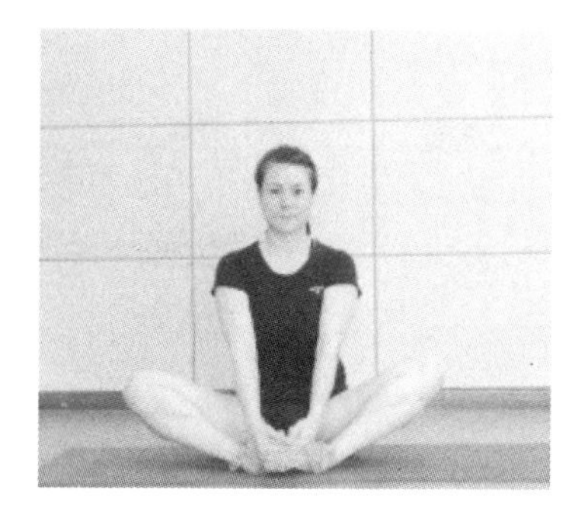

图 4－27　屈腿压膝